Gisela Holdau-Willems · Hinter Glas

Gisela Holdau-Willems

Hinter Glas

Gehörlos –
Mit der Behinderung leben

Verlag Ernst Kaufmann

Man hört nur mit dem Herzen wirklich gut.

Frei nach Antoine de Saint-Exupéry

Die Deutsche Bibliothek – CIP-Einheitsaufnahme

Holdau-Willems, Gisela:
Hinter Glas: gehörlos; mit der Behinderung leben/
Gisela Holdau-Willems. – Lahr: Kaufmann, 1996
ISBN 3-7806-2379-X

1. Auflage 1996

Umschlaggestaltung: JAC unter Verwendung eines Fotos von Peter Klever
Hergestellt bei Präzis-Druck GmbH, Karlsruhe
ISBN 3-7806-2379-X

Inhalt

Dieses kleine Buch beschreibt den Weg einer jungen Frau. Sie lebt mitten unter uns, aber ihr Schicksal ist nicht alltäglich.

Renate S. verlor im Alter von 8 Jahren ihr Gehör. Ihr Leben veränderte sich von Grund auf.

Lange kannte ich sie nur aus der Ferne. Aber seit mein nächster Nachbar, ihr Lehrer, zum ersten Mal von ihr sprach und seine Stimme voll Anteilnahme leiser wurde und belegt klang, begleitete ich sie in Gedanken.

Einmal sah ich sie im Kreis ihrer temperamentvollen Familie: ein Kind im hellen Kleidchen, zierlich, mit durchscheinend blassem Gesicht, einer Fülle dunkler Locken und schwermütigen Augen. Wie hinter Glas, dachte ich sofort, einsam.

Diese Erfahrung ließ mich nicht mehr los. Aber erst Jahre später überwand ich mich, durch ihren Lehrer anzufragen, ob sie mir von sich erzählen möge. Es sei vielleicht gut, darüber zu schreiben.

Zunächst überrascht und erstaunt, wollte sie vieles von mir wissen, wohl um mich näher kennenzulernen und einzuschätzen, ob sie sich anvertrauen könne. Da ihr Weg sie inzwischen vom Westen in den Süden Deutschlands geführt hatte, wechselten wir zahlreiche Briefe. Endlich saßen wir uns immer wieder lange Stunden gegenüber. Sie war entschlossen, ganz offen zu berichten, um vielleicht ähnlich Betroffenen zu helfen. Ihre Schilderungen berührten mich zutiefst.

Ich habe versucht, mich einzufühlen und mit ihrer Zustimmung – stellvertretend für sie – Wesentliches aus ihrem Leben darzustellen.

Ehrlichkeit, das war eine der Bedingungen, ehe sie mir so viel Persönliches offenbarte. Für mich gehört dazu, ihr hier meinen hohen Respekt zu bekunden, meine Bewunderung und Sympathie – und inzwischen auch meine Freundschaft.

Aachen, im Januar 1996 *Gisela Holdau-Willems*

Ende der normalen Kindheit

Sorgfältig schließe ich drinnen die Fenster und von außen die Haustür. Mein neues Heim! Ich bin so zufrieden…, nein, ich glaube, fast glücklich. Die Arbeit des Umzugs und der Einrichtung ist abgeschlossen. Die sanfte Schönheit der Landschaft hier am Bodensee tut mir wohl. Das Klima scheint mir zu bekommen. Der dunstige Morgenhimmel heute verheißt gutes Wetter. Ein Tag der Freude! Ich spüre Lust, etwas zu unternehmen: wenigstens einen Bummel durch die angrenzenden Straßen und dann den ersten Einkauf in der noch fremden Metzgerei drüben an der Ecke.

Ich grüße. Die Frau im weißen Kittel hinter der hohen Theke erwidert freundlich und bedient eine Kundin weiter. Als sie mich anspricht und auch ein wenig von oben bis unten mustert, sage ich: „Hundert Gramm Rauchfleisch, bitte!“

Die Frau nickt, greift nach der schweren Fleischrolle und legt sie auf die Schneidemaschine. Sie wendet mir den Rücken zu. Ich beobachte, wie sie die Maschine einstellt. Inzwischen sind noch zwei Frauen und ein Mann hinzugekommen. Wir stehen gemeinsam und warten. Plötzlich rückt mir links das Gesicht des Mannes unangenehm näher, rechts tippt mir eine der Frauen auf den Arm. Die Verkäuferin dreht sich nach mir um und starrt mich mit zusammengezogenen Augenbrauen an: „Was möchten Sie denn nun? Ich hab’ Sie schon dreimal gefragt, ob ich das Rauchfleisch normal oder lieber besonders dünn schneiden soll!“

Ich fühle mein Blut in die Wangen steigen. Ich schlucke. Doch ich nehme mich zusammen und spreche aus, was gesagt werden muß: „Ich bin gehörlos. Wenn Sie mit mir reden, wenden Sie mir bitte Ihr Gesicht ganz zu, und sprechen Sie langsam und deutlich! So kann ich die Worte von Ihren Lippen ablesen.

Übrigens, ich bin gerade in die neue Siedlung eingezogen.“ Ich nenne meinen Namen.

Der Mann wendet sich verunsichert ab. Eine der beiden Frauen gibt sich wie unbeteiligt. Die andere berührt mich wieder, diesmal vorsichtig am Handgelenk. Als ich aufmerke, wünscht sie herzlich, ich erkenne es in ihrer Miene: „Ich hoffe, Sie fühlen sich hier bald zu Hause!“

Die Verkäuferin hebt hilflos die Hände: „Tut mir leid! Das wußte ich ja nicht. Ist aber kein Problem… Also, wie hätten Sie es gerne: normal oder dünn?“

„Normal, bitte“, antworte ich und kann wieder lächeln.

Auf dem Heimweg sehe ich eher zufällig auf die Uhr. Neun Uhr dreißig, 20. Januar. Eine merkwürdige Unruhe überfällt mich. Sie geht über in ein brennendes Schmerzgefühl ganz tief innen. Derart stark, daß ich stehen bleiben und für Sekunden die Augen schließen muß. Ein Kreisel rast in meinem Kopf. Ich habe überhaupt nicht daran gedacht, es war vorübergehend vergessen. Aber jetzt mündet die wach gewordene Erinnerung unerbittlich ins Heute: Auf den Tag und die Stunde vor 25 Jahren brachte der Krankenwagen mich, die Achtjährige, mit Blaulicht und Martinshorn aus meinem Eifeldorf in die Klinik nach Aachen. Zu spät.

Das Schwindelgefühl läßt nach. Mein Kreislauf muß sich wohl doch erst an die andere Luft hier gewöhnen. Zum Glück drängt mich heute nichts. Nur eines: Es treibt mich zurück ins Haus, hin zu meinem Arbeitstisch. Ich knie mich und krame im untersten Fach. In der Riesenpralinenschachtel hüte ich zusammengedrängt meine Kindheit und Jugend: in meinen Tagebüchern.

Im ersten, rot eingebunden, mit golden schimmerndem Schlößchen und winzigem Schlüssel, lese ich meine bemühte Schönschrift, deren Buchstaben kläglich verrutschten, weil ich auf der Bettdecke schrieb:

Aachen, Klinik für Kinder, 6. 2.

Heute waren Papa, Mama und Tante Gertrud hier. Sie haben mir dieses Tagebuch mitgebracht. Als sie gingen, mußte ich weinen.

7. 2.

Ich wäre so gerne wieder zu Hause. Wie schön es doch da ist! Dann gehe ich nie mehr weg.

Lieber Heiland, mach mich wieder ganz gesund.

Ich kauere auf dem Teppich und denke zurück.

Nach zwei Fehlgeburten und einem Geschwisterchen, das nur sechs Wochen lebte, war ich – vor der Geburt meiner Brüder Lukas und Christian – das mehr als gewünschte, erste gesunde Kind meiner Eltern. Natürlich wurde ich verhätschelt, bis sich durch die nachfolgenden Geschwister alles normalisierte.

Die Eltern liebten uns auf ihre je eigene Weise. Meine Mutter etwa nach Schiller: „Und drinnen waltet die züchtige Hausfrau… und lehret die Mädchen und wehret den Knaben…" Vater so recht als Familienoberhaupt: „Tut genau, was ich für richtig halte – und alles läuft gut!"

In keiner Familie geht es ohne Auseinandersetzungen ab. So erlebte ich es auch bei uns. Dabei ergriff Oma, die mit Opa bei uns lebte, stets vehement Papas Partei. Mama versuchte, zu beschwichtigen.

Das Haus, vor allem die gemütliche Küche, unser großer Garten und die nahen Weideflächen boten uns Kindern genügend Raum zu spielen, uns auszutoben oder manchmal auch einander auszuweichen. Viel Zeit verbrachte ich bei Opa. Mit ihm pflegte ich mein krankes Huhn Petra. Er half mir, ein eigenes Beet mit Ringelblumen zu bepflanzen, und zwar so, daß sie meinen Namen ergaben. Ich durfte ihm beim Entwickeln seiner Filme in der Dunkelkammer zusehen – unserem Badezimmer.

Unser liebevolles Miteinander trennte sein früher Tod.

Oma lehrte mich die Anfänge des Strickens, Stickens und anderer Handarbeiten. Auch erlaubte sie mir, ihre Betten zu machen und lobte mich dafür.

Ich glaube, ich war lebhaft, voller Phantasie beim Spiel und ging offen auf andere Kinder zu. Weder im Kindergarten noch in der Schule fehlte es mir jemals an Freundinnen oder Freunden.

Meine recht normale Kindheit endete an jenem Samstag, an dem ich morgens zur Schule ging, obwohl ich starkes Kopfweh hatte. Die Schmerzen nahmen zu. Nachmittags stieg das Fieber hoch. Mutter versuchte, unseren Hausarzt zu erreichen. Vergeblich. Es blieb nichts anderes übrig, als den Wochenendvertreter zu rufen. Seine Meinung: Eine starke Erkältung. Er verordnete Bettruhe. Dabei war ich schon so arg mitgenommen, daß ich längst liegen mußte. Mein Kopf glühte, als wollte er zerspringen. Ich konnte nicht anders: ich wimmerte vor Schmerz. Plötzlich verdunkelten und verzerrten Schlieren vor meinen Augen die Bilder von Mama und Papa, die mich umsorgten. Was weiter geschah, weiß ich nur aus Berichten:

Ich wurde völlig apathisch, schließlich bewußtlos. Wegen der Schlieren, von denen ich noch gesprochen hatte, alarmierten die Eltern sonntags einen Augenarzt, auch eine Wochenendvertretung. Wiederum die Diagnose: Schlimme Grippe.

„Am liebsten hätte ich dich gepackt und auf meinen Armen bis in die Stadt zum Krankenhaus getragen!" beschrieb Mama mir später einmal ihre Verzweiflung. „Hätte ich es doch getan!"

Oma aber rügte sie: „Wer hat das denn studiert, du oder er? Der Arzt muß es doch wissen!"

Erst montags sah mich unser alter Hausarzt und begriff: „Um Gottes willen! Sofort ins Krankenhaus!!" Nackenstarre hatte eingesetzt.

Die Jagd in die Stadt zur Klinik folgte, eine 40-km-Hatz auf Leben und Tod. Meningitis – Hirnhautentzündung.

Drei lange Tage und drei Nächte lag ich ohne Bewußtsein. Ich erwachte sehr geschwächt, aber mit klarem Kopf. Ich hätte auch geistig behindert oder erblindet sein können, wie ich später erfuhr. Meine ersten Worte: „Wo bin ich?"

Ich betrachtete das unbekannte Zimmer und die Krankenschwester neben mir. Sie beugte sich erfreut näher und antwortete sofort. Ich sah, wie sie den Mund bewegte. Aber beim besten Willen: ich verstand sie nicht. Ich hörte nur ein lautes Dröhnen, welches das ganze Zimmer zu erfüllen schien, vor allem meinen Kopf. Ich preßte die Finger auf meine Ohren. Keine Besserung. Ich schüttelte den Kopf: „Hier ist so ein Krach. Ich verstehe Sie nicht." Das Gesicht der Schwester wurde sehr ernst. Sie suchte in ihren Schürzentaschen und fand einen Zettel. Sie schrieb darauf und hielt ihn mir hin: „Du bist in der Kinderklinik in Aachen."

Das Dröhnen klang wie überlaute, verzerrte Musik. Als Papa und Mama kamen, freute ich mich riesig, bat aber sofort dringend: „Stellt doch das Radio ab!" Sie nickten und verließen das Zimmer. Nach längerer Zeit erst kehrten sie mit geröteten, verweinten Augen zurück. Nichts hatte sich verändert. Das Dröhnen blieb in meinem Kopf, drei volle Monate, Tag und Nacht. Niemand gab mir eine Erklärung. Kein Arzt, keine Schwester, auch nicht die Eltern. Nicht, warum niemand mit mir sprach, nicht, warum mit einem Mal jede und jeder mir Zettel schrieb. Ich schrieb einfach zurück. Wohl grübelte ich und wartete – auf Besuch, endlich aufstehen zu dürfen, auf Genesung.

Heute, während ich hier sitze, begreife ich überhaupt nicht, warum denn nicht ich – statt auf Erklärungen zu hoffen – sie alle mit Fragen gelöchert habe.

Ich lese weiter:

10. 2.

Ich will nicht mehr hier bleiben. Bei Papa und Mama will ich sein. Bei keinem anderen.

15. 2.

Papa brachte mein neues Kommunionkleid mit. So ein schönes Kleid hatte ich noch nie gesehen. Das wird sicher zu dem wunderbaren Fest passen. Dieses Fest ist ja immer das schönste im Leben. – Papa war sehr lustig. Der liebe Heiland hat mich schon wieder so gesund gemacht, daß ich richtig lachen kann.

20. 2.

Heute wird es ein Monat, daß ich im Krankenhaus bin.

7. 3.

Hurra, hurra, morgen darf ich nach Hause.

8. 3.

Gleich ist es soweit. Papa wird mich in unserem ›Pfiat‹ abholen. Vor lauter Freude schreibe ich ganz bunt mit meinen Stiften, rot, blau, grün und schwarz.

17. 4.

Ja, ja, ja, ja, ja, ja, ja, endlich ist Weißer Sonntag! Die Messe war sehr feierlich. Es war sehr schön. Wie es morgen wird? Schön, schön, anders nicht.

20. 4.

Heute fing die Schule wieder an. Da ich nicht hören kann, schreibt meine Lehrerin mir immer alles auf. So sehe ich, daß die Menschen lieb zu mir sind, und das freut mich sehr.

8. 5.

Muttertag. Es war ein ziemlich schöner Tag. Bloß ich werde nie und nie mehr glücklich, weil ich bis heute noch nicht hören kann.

Ich hatte so gehofft, der liebe Heiland würde am Tag von meiner Erstkommunion ein Wunder machen. Ja. Aber er hat es nicht getan. Ich muß weinen, weinen und nochmal weinen. Aber so, daß es keiner sieht. Sonst lachen die mich noch aus.

14. 5.

Morgen früh fahre ich mit Mama, Papa und Lukas nach Marburg in eine Klinik. Ich habe sehr geweint, als ich das wußte. Sie hatten mir zuerst gesagt, wir machen einen Ausflug. Ich habe Angst.

16. 5.

Es hat bei dem Doktor sehr weh getan. Papa sagte, ich wäre tapfer gewesen. Ich fand es unheimlich.

Meine Beine prickeln. Ich habe so verkrampft gehockt hier auf dem Boden. Es ist wohl besser, ich nehme die Tagebücher und setze mich in den Sessel.

Der Tag in Marburg – noch immer verursacht er mir Trauer und Zorn. Ich freute mich sehr auf den Ausflug. Welche Gelegenheit, den Fotoapparat zu erproben, den ich bei der Rückkehr aus dem Krankenhaus als Geschenk erhalten hatte, zum Erstaunen meiner Brüder. Am Abend vorher drucksten die Eltern herum. Aber erst vor dem Schlafengehen schoben sie mir einen Zettel über den Tisch: „Morgen soll Dich ein guter Arzt in einer anderen Klinik untersuchen." Hatten sie mich nicht längst das Rucksäckchen für unser Picknick packen lassen? War ich nicht herumgehüpft in Erwartung eines Ferientags? Ich fand sie unsäglich gemein und traute mich doch kaum, es zu denken. Sie wußten längst Bescheid, und ich ahnte nichts. Aber genau um mich ging es doch! Ich fühlte mich gedankenlos übergangen, behandelt wie ein Stück Holz. Mir war klar, ich war noch nicht neun. Aber für diese knapp neun Jahre wollte ich ernst genommen werden. Ich weinte, aber wieder sprach ich meine Gedanken nicht aus.

Am nächsten Tag folgte jene Ungeheuerlichkeit, von der ich nicht weiß, ob und wann ich sie diesem Menschen, der sich Arzt nannte, werde wirklich verzeihen können. Zunächst untersuchte er meinen Mund, meine Nase, meine Ohren. Dann prüfte er im schallgedämpften Raum mein Gehör mit Tönen vermutlich großer Lautstärke, denn alle hielten sich die Ohren zu. Nur ich zeigte keine Reaktion. Danach gab es ein Hin und Her an Rede und Gegenrede zwischen meinen Eltern und ihm, bis er meinen Vater anfuhr: „Nun hören Sie endlich auf mit dieser Affenliebe! Sie müssen sich damit abfinden, daß Ihre Tochter nie mehr hören wird!"

Lange, lange danach, ich war erwachsen, brachte mein Vater es über sich, mir diese Worte zu wiederholen. Natürlich hatte ich sie in Marburg nicht verstehen können. Aber ich begriff sie. Zu eindeutig waren Mimik und Gestik, und zu wach meine Sinne. Ob der Arzt wohl selber Vater war oder fähig, sich seiner eigenen Kindheit zu erinnern?

Versteinert wie nach dem Begräbnis eines sehr nahestehenden Menschen fuhren wir nach Hause. Ich meine, von da an wuchs die Wand zwischen mir und der Welt.

3. 6.

Morgen darf ich Tante Gertrud in Aachen besuchen. Ich kann sie gut leiden.

4. 6.

Tante Gertrud hat mir gesagt, ab Montag muß ich in der großen Stadt in eine besondere Schule gehen, nur für Kinder wie ich. Ob die Lehrer in der fiesen Schule nett sein werden, ist eine Frage.

Eine dieser kargen Tagebuchnotizen, die mehr verbergen als offenbaren. Nicht meine Eltern, nein, meine

Tante übermittelte mir diese einschneidende Veränderung. Warum nur? Gut, sie war Fürsorgerin – wie dieser Beruf der Sozialarbeiterin damals hieß – und angesehen in der Familie. Ich aber fühlte mich – nach dem Erlebnis in Marburg – wie verstoßen.

Als ich erfaßt hatte, was auf mich zukam, überwältigte mich mein ganzer Jammer. Aus Leibeskräften begann ich zu schreien. Ich schrie drei volle Stunden lang. Tante Gertrud ließ mich gewähren, und ich segne sie heute dafür. Meine Seele hätte sonst ersticken müssen.

Damals wußte ich nicht, daß meine Tante ernsthaft befürchtete, eine Polizeistreife könnte auftauchen in dem Glauben, einer Kindesmißhandlung auf der Spur zu sein.

Meine Schreie hießen: Ich leide! Ich will nicht! Ich will in meine alte Klasse gehen! Ich will bei meiner lieben Lehrerin bleiben, die ich kenne! Ich will nicht jeden Tag die weite Strecke in die fremde Schule fahren und zurück! Ich will hören!!!

Warum höre ich nicht wie früher, was die Menschen um mich herum sprechen, flüstern, worüber sie lachen? Und die Geräusche! Ich weiß nie, was passiert. Ich höre es nicht mehr. Die Schritte hinter mir. Das Klopfen an meiner Tür. Die Musik im Radio. Wenn in den Nächten der Bach rauscht hinterm Haus. Ob früh am Morgen die Vögel zwitschern. Was der Wetterbericht meldet. Daß es an der Haustür geklingelt hat und gleich jemand im Zimmer stehen wird. Nur eines ist gut: Das Dröhnen, das hat aufgehört.

Als ich aus dem Krankenhaus nach Hause zurückkam, waren alle, alle lieb zu mir. Sie umarmten mich, sie streichelten mein Haar, sogar die Jungen gaben sich Mühe. Sie sahen mich an beim Sprechen, sie gestikulierten mit Händen und Füßen oder schrieben mir Zettelchen. Mindestens sechzig Minuten lang an jenem ersten Abend.

Warum nur senkten sie ab dann beim Reden die Gesichter wieder auf ihre Teller oder Schüsseln, so wie früher, als sei nichts mit mir geschehen? Warum schauten sie mich nicht an, warum gaben sie mir keine Zeichen, warum schrieben sie nicht weiterhin Zettel, warum ließen sie mich nicht teilhaben? Warum begannen die Jungen unter sich zu tuscheln? Ich fragte Lukas, mit dem ich bis dahin besonders viel gespielt hatte. Er schaute mich an, überlegte und winkte ab: „Ach, verstehst du ja doch nicht…“ Das verstand ich sehr wohl.

5. 6.

Lieber Gott, ich habe mir immer solche Mühe gegeben, lieb zu sein. Ich spreche jeden Abend mit dir. Warum hilfst du mir denn nicht?

Leben wie auf einer Insel

Am nächsten Tag fuhren Papa und Mama mit mir nach Aachen zur „Rheinischen Landesschule“ für Gehörlose und Schwerhörige. Mehr als eine Stunde waren wir unterwegs – eine Zeit, mit der ich von jetzt an täglich zweimal rechnen mußte.

Es war gerade Pause. Papa meldete uns im Büro an. Ich wartete mit Mama im Flur und sah durch die großen Scheiben der Fenster viele Kinder auf dem Hof laufen und toben, genauso wie in meiner alten Schule. Manche Kinder aber standen in Gruppen beisammen. Sie bewegten zwar die Lippen, doch sie sprachen nicht so, wie ich es kannte. Sie stubsten sich an, um Aufmerksamkeit auf sich zu lenken. Sie gestikulierten mit den Händen – für mich wild, wirr und unverständlich. Waren das normale Kinder, oder irre? Wollten meine Eltern mich, die Gehörlose, hier einfach absetzen und dem ausliefern? Eine ungeheure Angst überfiel mich. Ich umklammerte Mamas Arm.

Papa kam mit einem Mann auf uns zu. Er begrüßte Mama. Dann ging er zu meinem Erstaunen in die Hocke und schaute mir auf gleicher Höhe ins Gesicht. Freundlich sprach er mich an und streckte mir seine Hand entgegen. Er deutete auf mich, auf sich und auf das Gebäude, in dem wir standen. Ich erriet, daß er mein neuer Lehrer war. Zusammen gingen wir in das Klassenzimmer. Es war geräumig und hell. Kleine, trapezförmige Tische, jeweils für einen Schüler, bildeten einen Halbkreis vor einem großen Lehrerpult.

Inzwischen war die Pause zu Ende. Ich zählte 9 Jungen und 6 Mädchen, die von draußen hereinkamen. Sie schauten mich neugierig an und setzten sich hinter ihre Tische. Der Platz genau in der Mitte blieb frei – für mich. Sie hatten mit meinem Kommen gerechnet. Das also war meine neue Klasse.

Papa und Mama hatten mit dem Lehrer einiges besprochen. Ich sah ihre besorgten Blicke. Dann winkten sie mir zu und gingen hinaus. Sie wollten mich später wieder abholen.

Ich hockte auf meinem Stuhl und wartete, was nun geschehen würde. Zwar war meine Angst nicht mehr so groß, aber ich war viel zu bange und verlegen, um meinen neuen Mitschülern richtig ins Gesicht zu schauen. Ich sah wohl, wie sie auf einen Wink unseres Lehrers aus ihren Ohren kleine rosafarbene, pilzförmige Knöpfe zogen. Die schienen an ebenfalls fleischfarbenen, dünnen Schnüren aus dicken Beulen unter ihren Pullis und Hemden zu wachsen. Diese Knöpfe warfen sie mit einem kleinen Schwung über die Schulter, so daß sie auf dem Rücken baumelten. Das Mädchen neben mir aber zog die Beule unter seinem Pullover hervor: eine kleine gehäkelte Tasche, in der ein Kästchen steckte, etwas größer als Papas Zigarettenschachteln. Dorthin führten die beiden Schnüre. Sie legte alles in ein besonderes Fach unter einer Klappe in der Tischplatte.

Dann holte sie etwas heraus, das ich von meiner Tante Gertrud kannte. Sie stülpte es sich auf die Ohren, wenn sie ungestört Musik aus ihrer Stereoanlage genießen wollte: Kopfhörer. Diese hier waren allerdings größer und schwerer.

Alle Mitschüler hatten jetzt ihre Kopfhörer angelegt und deren Kabel in Buchsen an der Tischplatte eingesteckt. Ich öffnete die Klappe an meinem Pult, aber das Fach war leer. Ich schaute zum Lehrer. Er hatte inzwischen ein Mikrophon in die Hand genommen, drehte an einem der vielen Knöpfe, die ich an der Seite seiner Schreibtischplatte entdeckte, und sprach – ja, er sprach mit seiner Klasse! Niemand gestikulierte! Und ganz offensichtlich verstanden alle, was er sagte. Ich sah es deutlich – auch sie sprachen! Die Finger schnellten hoch – genau wie gewohnt. Hier war zwar vieles anders

als in meiner alten Schule, aber ich konnte wieder atmen. Mir fiel ein Stein vom Herzen. Mein größter Kummer indessen blieb – ich hörte nichts, ich verstand nicht das geringste.

Aber dann kam der Lehrer zu mir. Mit einer großen Kurbel drehte er an meinem Stuhl, bis meine pendelnden Füße fest auf dem Boden standen. Ebenso stellte er die Tischhöhe ein. Ich schaute mich um. Die Pulte waren fast alle verschieden hoch. Meines war mit Abstand das niedrigste. Wieviel älter mochten die anderen wohl sein?

Und dann bekam auch ich meinen Kopfhörer. Der Lehrer drehte an Knöpfen und Schaltern. Mein Herz klopfte hart vor Hoffnung und Angst. Würde ich hören können?

Er sprach ins Mikrophon und schaute mich erwartungsvoll an. Alle Augen waren auf mich gerichtet. Doch ich hörte wieder nichts, gar nichts. Ich schüttelte den Kopf. Zum Sprechen fehlte mir noch der Mut.

Tante Gertrud hatte mir fest versichert, diese Schule sei die einzige, die mir helfen könne, wieder zu verstehen. Hatte sie mich belogen?

Der Lehrer nahm meinen Kopfhörer und setzte ihn selbst auf. Er kniff die Augen zusammen und verzog schmerzlich das Gesicht – es war wohl sehr laut, was er vernahm. Der Kopfhörer war also in Ordnung, bei mir stimmte etwas nicht.

Der Lehrer gab aber keineswegs auf. Aus dem Wandschrank holte er ein weiteres Gerät mit Drehknöpfen, Schaltern und einem Anzeigeinstrument. Er stellte diesen blauen Kasten auf mein Pult, verband ihn mit der Verstärkeranlage der Klasse und setzte mir behutsam den Kopfhörer wieder auf. Er schrieb an die Tafel, dies sei ein „Einzeltrainer“, ein Verstärker, der Sprache, Musik und Geräusche noch lauter mache, als die Klassenhöranlage in seinem Lehrerpult das könne.

Unbewegt saß ich da und starrte die Apparate und die Leitungen an. Würde ich jetzt hören?

Er sprach durch das Mikrophon zu mir und drehte ganz langsam an einem großen, schwarzen Knopf. Ich sah, wie der kleine rote Zeiger auf der Skala tanzte – und dann nahm ich seit Monaten zum ersten Mal wieder etwas mit meinem Gehör wahr: kein Dröhnen, kein Brausen, auch kein Sprechen. Ich hörte ganz leise und verzerrt einen dumpfen Rhythmus. Ich sah den Lehrer sprechen und erkannte: das, was da wie aus weiter Ferne unklar zu mir drang, entsprach dem Rhythmus seines Sprechens. Kein Wort konnte ich erkennen, keinen Laut vom anderen unterscheiden, kein A vom U, kein M vom L. Aber ich hörte, daß gesprochen wurde, daß mein Lehrer zu mir sprach. Und dann hörte ich, wie die Mitschüler klatschten. Sie hatten begriffen, was geschehen war. Mein Lehrer sah aus, als hätte er mich am liebsten umarmt – so gering der Erfolg auch war.

Trotz aller Schwierigkeiten begann eine Zeit der Tröstung, eine Zeit des Lebens wie auf einer Insel.

Von nun an fuhr ich jeden Morgen fast 40 Kilometer aus unserem Eifeldorf zur Schule in Aachen. Erst später wurde mir klar, daß dies trotz allem noch ein Glücksfall war. Die Schule für Gehörlose bestand bereits seit 1838. Meine Klasse war aber die erste, die als Anfang einer Abteilung für Schwerhörige kürzlich angegliedert worden war. Die Schulen in Köln oder Düsseldorf wären nicht täglich zu erreichen gewesen, was die Unterbringung in einem Internat bedeutet hätte – herausgenommen aus der gewohnten häuslichen Umgebung.

Papa konnte mich nicht jeden Morgen zur Schule bringen. Ein Bekannter aus unserem Dorf, der Lehrer an einem Aachener Gymnasium war, nahm mich und bald auch ein zweites Mädchen regelmäßig mit hin und zurück – eine jahrelange Nachbarschaftshilfe, bis auch in unserer Region Schulbusse und Mietwagen den täglichen Transport übernahmen.

In den ersten Tagen wurde ich häufig aus dem Unterricht geholt. Da ich noch kein Hörgerät besaß, mußte mein Hörvermögen im Audiologischen Zentrum der Schule wiederholt untersucht werden. In einem kleinen, schallgedämpften Raum saß ich, wie schon zuvor in den Kliniken, einer jungen Frau gegenüber. Zwischen uns stand das große, weißlackierte Meßgerät, das Audiometer. Hier ging es allerdings gelassener zu als in den Krankenhäusern. Ich hatte viel mehr Ruhe und konnte mich auf die Untersuchung konzentrieren. Auch waren alle auf den Umgang mit Kindern eingestellt.

Die Audiometristin wählte – für mich nicht sichtbar – wechselnd tiefe und hohe Töne, die sie in meinem Kopfhörer langsam lauter werden ließ. Ich sollte ein Zeichen geben, wenn ich den Ton ganz leise wahrnahm. Ich lauschte. Ich wollte hören, ich mußte! Ich hatte doch in der Klasse mit dem Kopfhörer etwas gehört, als mein Lehrer sprach, als die Mitschüler klatschten. Gespannt beobachtete ich mein Gegenüber, ihre Bewegungen, ihre Blicke, ihre Miene. Ich sah ihre Erwartung, ihre Enttäuschung – nein, ich hörte nichts. War ich denn doch völlig taub? Aber die Untersuchung war noch nicht beendet. Plötzlich, wie ganz aus der Ferne, hörte ich rechts leises Schnarren und Pfeifen. Begeistert drückte ich auf den Signalknopf. Noch mehrmals hatte ich ein ähnliches Erlebnis. Ich war glücklich, und die Frau mir gegenüber auch. Aber lauter oder klarer wurde das Rauschen und Pfeifen nicht. Wir hatten die Meßmöglichkeiten des Audiometers ausgeschöpft und die Grenze zur Unbehaglichkeit, zum Schmerz erreicht, den der starke Schalldruck im Ohr verursachen kann.

Es stand nun ernüchternd fest: Mein linkes Ohr ist völlig taub. Ihm ist nicht mehr zu helfen. Meinem rechten Ohr ist ein bescheidenes Restgehör verblieben. Das ermöglicht mir mit Hörgerät in einigen, inselhaften Tonbereichen noch schwache Hörempfindungen, allerdings so wenige, daß ich als „gehörlos“ gelte.

Trotz dieser sehr geringen Hörreste wurden verschiedene Hörgerättypen in ihrer Wirkung erprobt. Aus einer plastischen Masse wurde ein Abdruck von meinem rechten Ohr und Gehörgang angefertigt und nach diesem Vorbild ein sogenanntes Ohrpaßstück hergestellt, das meinen Gehörgang ganz dicht verschließen mußte. Nur so würde der später mit einer Art Druckknopf daran befestigte winzige Lautsprecher seine Botschaften mit ausreichender Stärke auf mein Trommelfell übertragen können.

Und dann bekam auch ich, wie alle anderen Kinder in meiner Klasse, die unvermeidliche Beule unter dem Pulli, aus der allerdings nicht zwei, sondern nur eine der rosafarbenen Schnüre hervorwuchs. Und auch ich trug nun rechts den Knopf im Ohr mit dem Miniaturlautsprecher.

Als wir den Apparat im Fachgeschäft abholten, riet der Hörgeräteakustiker, das Kästchen offen über der Bluse zu tragen. Es enthalte in Kleinformat das Mikrophon, den Verstärker und die Batterien. Unter der Kleidung würde der Stoff am Mikrophon scheuern und durch Kratzgeräusche stören. Das hatte auch mein Lehrer gesagt. Aber alle Kinder verbargen die Geräte unter ihrer Kleidung. Die Schnüre und die Knöpfe im Ohr versuchten sie durch lange Haare zu verdecken, Mädchen wie Jungen. Sie schämten sich, ihre Behinderung offen erkennen zu lassen.

In großer Erwartung fuhren wir nach Hause. Im Auto mußte ich das Hörgerät abschalten. Es übertrug die Fahrgeräusche zwar nicht laut, aber sehr unangenehm.

Zu Hause lief ich voller Hoffnung umher und probierte aus, was mir so einfiel. Musik aus dem Radio:

tiefe, gleichbleibende Töne nahm ich in etwa wahr und fand sie angenehm, hohe Töne wirkten wie Nadelstiche auf mein Trommelfell. Der Wechsel zwischen hohen und tiefen Tönen war eine Qual. Die Haustürklingel – nein, ich hörte sie nicht. Die Wasserspülung in der Toilette – ganz leise. Ich öffnete eine Tür – nichts. Ich schlug sie mit Schwung zu – ja, das war zu hören. Der Staubsauger, ja. Die Waschmaschine, ja. Der Bach hinter dem Haus, nein. Die Vögel im Baum, nein. Die Enten und Gänse des Nachbarn, ja; ich hörte etwas von ihrem Schnattern. Beim Herunterlassen der Rolläden vernahm ich das Rasseln und beim abendlichen Gewitter den Donner. Aber – nichts, nichts klang wie früher. Alles, was ich hörte, klang verändert, verzerrt, eintönig und war kaum wiederzuerkennen, wenn ich nicht gleichzeitig wußte, woher die Geräusche kamen.

Genauso ist es bis heute geblieben, auch nachdem die modernen Hörgeräte insgesamt leistungsfähiger wurden, obschon sie jetzt winzig klein und unauffällig hinter dem Ohr oder im Ohr getragen werden.

Damals redeten Papa und Mama unentwegt auf mich ein. Sie wünschten so sehr, ich könne nun wieder hören wie zuvor. Aber es war wie in der Schule. Ich sah sie sprechen, ich hörte einen leisen dumpfen Rhythmus – bei Papa etwas intensiver als bei Mama –, aber verstehen konnte ich kein einziges Wort.

Auch ich hatte immer noch gehofft, daß meine quälenden Träume nicht eine solch grausame Bestätigung erfahren würden. Aber jetzt war mir schmerzhaft bewußt: Ich bin taub – bis auf die kleinen Verbindungen zum Leben um mich herum, die mir das Hörgerät vermittelt: taub. Nie mehr würde ich einen sprechenden Menschen hörend verstehen können. Ich mußte den mühsamen Weg weitergehen, den mein Lehrer schon mit mir begonnen hatte. Ich mußte lernen, die Sprache vom Mund abzusehen, ob ich wollte oder nicht.

Nach dem Unterricht, oder während die anderen in der Klasse schriftliche Aufgaben lösten, saß ich oft mit einer Lehrerin oder einem Lehrer, meistens mit meinem Klassenleiter, vor einem großen Spiegel. Darin konnte ich unsere Gesichter gleichzeitig gut sehen. Seines nickte mir stets zu Beginn und auch zwischendurch immer wieder freundlich lächelnd zu.

Das erschien mir jedes Mal wie ein sanft ermunternder Rippenstoß. Mein Wille, wie gelähmt vor Traurigkeit, fühlte sich mitangeregt. Ich begann, halb dem freundlichen Menschen zuliebe, halb aus Einsicht, mich auf ein neues Verhalten umzustellen: nachahmen sollte ich, was der Lehrer mir vormachte.

Also beobachtete ich seinen Mund. Ich öffnete meine Lippen wie er. Ich formte meine Zunge nach seinem Vorbild. Nahm er die bunte Pfauenfeder zur Hand, blies und pustete ich dagegen, um die Kraft meines Atems steuern zu lernen. Das zarte Gebilde um den Federkiel bewegte sich unterschiedlich, je nachdem, ob ich ein „w“, „f“ oder „p“ versuchte. Bei stimmhaften Lauten fühlte ich mit meiner Hand das Vibrieren erst bei ihm an Wange, Nase oder Kehlkopf, dann bei mir.

Oft war mir zum Weinen zumute. In einer solchen Stunde sollte ich einmal, wie er, an Mund, Nase und Ohr fassen. Dazu sprachen wir äußerst deutlich und ernsthaft in den Spiegel: „der Mund!“, „die Nase!“, „das Ohr!“ Das fand ich derart komisch, daß mich ein Lachen überkam. Als der Lehrer begriff, stimmte er mit ein, schließlich die gesamte Klasse. Ich fühlte mich besser, ähnlich wie nach der heiß-kalten Dusche am Morgen.

Wir übten das Absehen vom Mund und deutliches, bewußtes Sprechen. Ich hörte mich selbst ja nicht mehr und konnte mich nicht kontrollieren. Auch fehlte mir oft jede Lust, überhaupt den Mund aufzutun. Aus diesen Gründen war mein Sprechen, meine Artikulation, inzwischen nachlässig, verwaschen und zu undeutlich geworden. Der Lehrer wies mich darauf hin.

Früher hatte ich über den Vorgang des Sprechens nie nachgedacht; es verlief geradezu automatisch. Jetzt lernte ich allmählich, es bewußt an mir zu fühlen und einzusetzen. Immer genauer empfand ich, wie ich Lippen und Zunge bewegen mußte, um die Sprachlaute richtig zu bilden: daß sich mein Atem bei „ch" an Zungenrücken und Gaumen rieb; daß er beim „sch" zwischen den Schneidezähnen zischte; daß er beim „m", „n" und „ng" durch die Nase entwich.

Im Spiegel sah ich die Bewegungsabläufe beim Sprechen der Wörter und Sätze und lernte, sie beim Gegenüber wiederzuerkennen. Leider ist die Bildung nur bei wenigen Lauten eindeutig sichtbar, denn die meisten werden hinter den Lippen im Inneren des Mundes erzeugt. Viele Wörter sind daher leicht zu verwechseln. Ihre Mundbilder gleichen einander zu stark. Die von „Mama" und „Papa" sind zum Beispiel überhaupt nicht zu unterscheiden.

Wenn ich wußte, worüber jemand sprach, gelang mir das Absehen vom Mund schon bald recht gut. Wenn ich dagegen unerwartet angesprochen wurde und keine Ahnung vom Gesprächsgegenstand hatte, dann fühlte ich mich bedrückend hilflos.

Das besserte sich zwar bald erheblich. Aber grundsätzlich ist es so geblieben: Die Informationen, die ich tatsächlich aus den Sprechbewegungen entnehmen kann, sind verhältnismäßig gering. Um zu verstehen, bin ich immer auf mein eigenes inneres Mitsprechen und Mitdenken, aber auch auf einfühlsames, sinnvolles Erraten und Ergänzen angewiesen.

Die vielen Übungsstunden empfand ich als ziemliche Mühsal. Gewiß, sie vermittelten mir Zusammenhänge, die mir neu und durchaus interessant waren. Aber wieviel lieber hätte ich eine knifflige Matheaufgabe gelöst oder eine schwierige Deutscharbeit geschrieben, ganz normal, in der alten Schule, um anschließend mit den vertrauten Klassenkameradinnen schwatzend und lachend nach Hause zu gehen und später mit ihnen zu spielen. Aber diese Wünsche ließen sich nicht mehr erfüllen.

Ein wenig tröstlich empfand ich, daß die anderen Kinder meiner Klasse, allerdings weit weniger als ich, auch auf das Absehen vom Mund angewiesen waren. Ihnen diente es als Unterstützung dessen, was sie mit Kopfhörer oder Hörgerät noch wahrnehmen konnten. Sie waren nicht gehörlos, sie waren schwerhörig.

Einmal fragte ich meinen Lehrer, warum ich nicht einer Gehörlosenklasse zugewiesen worden sei. Denn ich sei doch gehörlos. Er erklärte mir: „Du bringst eine sehr umfangreiche Sprache mit und konntest vor deiner Krankheit sehr gut sprechen. Darum bist du in die Schwerhörigenabteilung aufgenommen worden und sogar eine Jahrgangsstufe höher, ins vierte statt ins dritte Schuljahr."

Bei mir hatten sich Sprache und Sprechen vor meiner Hirnhautentzündung ganz natürlich entwickelt – durch das Hören. Wer nicht hört, kann Sprache und Sprechen nicht ohne Hilfe erlernen. Beides war mir acht Jahre lang ohne Anstrengung zugewachsen.

Die von Geburt an Gehörlosen müssen sich in einem langwierigen Lernprozeß Sprache und Sprechen mit Hilfe der Schrift und des Absehens vom Mund allmählich aneignen. Jedes einzelne Wort müssen sie in seiner oft vielfältigen Bedeutung erst kennenlernen, ebenso die Sätze in ihrem Aufbau und ihrer grammatischen Form. Auch sie lernen zu sprechen. Das ist wichtig für ihr späteres Leben in der Umwelt der hörenden Mitmenschen.

Es ist ein langer und unendlich mühseliger Weg in kleinen Schritten. Deshalb waren die Möglichkeiten der Gleichaltrigen, sich mündlich zu verständigen, oft noch sehr bescheiden. Nun begriff ich auch, warum die gehörlosen Kinder nicht oder nur wenig miteinander sprachen. Sie unterhielten sich lieber mit ihren Gebärden. Auf mich hatte das anfangs wie ein wirres Gestikulieren gewirkt. Für sie ist es eine mit den gesunden Augen erfaßbare Sprache. Leider verstehen nur wenige hörende Menschen diese Sprache, oft sogar Vater und Mutter nur unvollkommen. Denn die weitaus meisten gehörlosen Kinder haben normalhörende Eltern.

Auch die schwerhörigen Kinder in meiner Klasse hatten ihre Schwierigkeiten mit der Sprache. Viele Wörter und Redewendungen, die mir ganz geläufig waren, kannten sie nicht. Bei jedem Hauptwort, das unser Lehrer an die Tafel schrieb, fügte er das Geschlechtswort hinzu – nicht alle wußten, daß es „*der* Koffer“, „*die* Uhr“, „*das* Butterbrot“ heißt. Zahlreiche Wörter sprachen und schrieben sie falsch, weil sie diese nur ungenau hörten. Wer zum Beispiel hohe Töne nur schlecht wahrnimmt, hört kein „s“, kein „sch“. Wir betonen normalerweise beim Sprechen nur das Wichtige. Die Endungen und die weniger bedeutenden Wörter im Satz sind also meist viel leiser gesprochen. Sie werden deshalb von Schwerhörigen leicht überhört. Und wer kann gut lernen oder wiedergeben, was er nur unvollkommen wahrgenommen hat?

Viele der Mitschülerinnen und Mitschüler hatten vor ihrer Aufnahme in meine Klasse schon eine normale Schule besucht. Ihre zunächst meist noch unerkannten Hörprobleme hatten dort dazu geführt, daß sie im Unterricht sehr schwache Leistungen erbrachten. Manche blieben sitzen, manche wurden in Schulen für Lernbehinderte verwiesen und zu Unrecht für dumm gehalten. Hier, in unserer Schwerhörigenschule, konnten sie sich ihrer wirklichen Begabung entsprechend entwickeln. Das gelang durch die Nutzung technischer Möglichkeiten, durch kleinere Schülerzahlen in den Klassen, durch eine andere Organisation des Unterrichts und durch individuelle Förderung.

Obschon ich ein Schuljahr übersprungen hatte, stand ich schon bald an der Spitze. Das stützte mein angeschlagenes Selbstbewußtsein. Die Lehrer stellten sich im Unterricht auf den jeweiligen sprachlichen Stand der Schülerinnen und Schüler ein. Während mir das Lesen und Verstehen der Lehrbuchtexte wenig Schwierigkeiten bereitete, stellten sie etliche Mitschüler vor Probleme. So mußte viel Zeit aufgewendet werden, um die Texte sprachlich zu erarbeiten, weit mehr, als für die eigentliche Vermittlung des neuen Lernstoffs nötig gewesen wäre. Und obwohl unser Lehrer versuchte, mir erweiterte oder vertiefende Aufgaben zu stellen, habe ich mich oft gelangweilt.

Meine Hausaufgaben hatte ich meist recht schnell fertig, außer den zu zeichnenden Karten für Erdkunde, mit denen ich es wohl auch übergenau nahm.

In meinen freien Stunden fotografierte ich gerne mit meiner einfachen Kamera. Bei Opa und Papa lernte ich früh, die Bilder selbst zu entwickeln und sogar zu vergrößern. Zu dieser Zeit begann ich auch, sehr viel zu lesen. Ich las alles, was mir in die Hände kam: Omas Heftromane, Bücher von Astrid Lindgren und etwa mit 12 Jahren die von Solschenizyn, anschließend fast nur noch solche ernste Literatur für Erwachsene.

Damals fühlte ich mich manchmal von meinem Klassenlehrer mit nachdenklichen Augen beobachtet. Sehr viel später erzählte er mir, daß das erste seiner drei Kinder etwa so alt war wie ich, daß er uns miteinander verglich und wie ihm immer bewußt blieb, daß kein Kind, daß niemand vor meiner Krankheit und vor meinem Schicksal gefeit ist.

Anfangs stand ich während der Pausen sehr oft allein und abseits. Nach der ersten Aufmerksamkeit für die Neue kümmerte sich – außer den Lehrerinnen und Lehrern – niemand so recht um mich. Ich gehörte zwar zur Klasse, aber die anderen waren schon lange in dieser Schule beisammen, und alle waren älter als ich, manche fast drei Jahre! Unsere Interessen unterschieden sich sehr. Wie oft kämpfte ich mit den Tränen, drehte mich um, tat, als müßte ich meinen Schuh neu schnüren, verschwand für längere Zeit in der Toilette. Die anderen sollten meinen Kummer nicht bemerken.

Das änderte sich, als ich mich Erika anschloß. Sie war ein so freies, unbekümmertes Mädchen. Sie spielte, erzählte, lachte, war bei allen beliebt, und sie besaß – was mich damals sehr beeindruckte – viele hübsche Kleider. Ich empfand sie als großes Vorbild. Sie ließ sich nicht nur meine Bewunderung gern gefallen. Sie war auch die erste, die mir wirklich entgegenkam, sich für mich interessierte. Wir beschlossen, uns gegenseitig zu Hause zu besuchen.

Schon beim ersten Mal fiel mir auf, wieviel unbelasteter ihre Familie mit der Hörbehinderung umging. Es schien für sie gar kein Problem zu sein. Ich erfuhr, daß Erikas Schwerhörigkeit vom Vater ererbt war. Zwar hatten ihre Eltern sich gewünscht, daß Erika verschont blieb. Es war für sie aber kein Sturz aus heiterem Himmel gewesen, als sie feststellten, daß sie doch schwerhörig war. Auch sie erhofften Hilfe von der modernen Technik und Medizin. Aber sie konnten durch die Erfahrung des Vaters die Situation realistischer einschätzen. Sie lebten im Heute und richteten sich nach den Umständen, während bei mir zu Hause alle, besonders mein Vater, immer auf ein fernes Wunder warteten.

Weil ich mich eng an Erika angeschlossen hatte, stand ich nun in den Pausen wie selbstverständlich neben ihr im Kreis der anderen. Zu den Gesprächen über Jungen, Kleidung, Sportveranstaltungen und große Wochenendausflüge hatte ich wenig beizutragen. Und weil auch dieser Kreis immer wieder vergaß, daß ich ganz auf das Absehen vom Mund angewiesen war, verstand ich oft nicht alles, was gesagt wurde. Also nickte ich gelegentlich beifällig oder lächelte verständnisvoll und fühlte mich einfach dazugehörig und angenommen. Ich schlief nachts wieder durch.

Die langen Fahrten zur Schule und wieder zurück in unser Dorf empfand ich schon bald nicht mehr als zu großes Opfer. Ich besuchte diese Schule gerne. In meiner Klasse fühlte ich mich wohl. Hier lebten wir recht normal miteinander und waren nicht – wie außerhalb – die „armen Kinder“, die immer Mitleid und Rücksichtnahme erforderten. Die Lehrerinnen und Lehrer halfen uns weiter, munterten uns auf und freuten sich mit uns über jeden kleinen Erfolg. So jedenfalls habe ich es erlebt.

Es herrschte ein guter Geist. Viel trug unser Klassenlehrer dazu bei. Ich hatte das sichere Gefühl: Er versteht mich, er kennt die Schwierigkeiten, mit denen ich gerade jetzt fertig werden muß. Er will nicht nur belehren, sondern er spricht auch mein Inneres an, wie ein Freund, so wie ich mir oft meinen Vater wünschte. Ich vertraute diesem Lehrer und fühlte mich geborgen.

Das machte mir Mut, der ersten längeren Trennung von meiner Familie zuzustimmen. Es war eine fünftägige Klassenfahrt. Aber bereits am ersten Abend in der Jugendherberge überfiel mich das Heimweh. Ich bekam starke und anhaltende Bauchschmerzen. Besorgt ließ mein Lehrer in der Küche Tee aufschütten. Er wollte auch einen Arzt rufen. Aber schon seine Fürsorge half mir.

Wir haben viele Klassenfahrten unternommen, allein dreimal zum Skilaufen in den Schwarzwald und nach Österreich. Es machte mir riesigen Spaß zu erleben, daß ich bald mindestens ebenso schnell die Piste hinabfuhr wie meine sportgeübten Klassenkameraden. Den schwäbischen und österreichischen Dialekt unserer Skilehrer konnte ich zwar kaum von ihrem Mund lesen. Um aber die Körperbewegungen, die sie uns zeigten, abzuschauen und geschickt nachzuahmen, brauchte ich keine Sprache. Obschon ich immer die Kleinste und

Zierlichste in der Klasse blieb, konnte ich bei allen Unternehmungen gut mithalten.

Besonders bei diesen Fahrten erlebte ich in mehrfacher Weise, daß ich die Jüngste war. Nicht nur beim Duschen und Umkleiden, wenn ich die fortgeschrittene körperliche Entwicklung meiner Klassenkameradinnen staunend bemerkte. Sie waren schon in der Pubertät, als ich davon nicht einmal theoretisch eine Ahnung hatte. Darüber wurde zu Hause nicht gesprochen. Daß ich die Jüngste war, merkte ich auch, wenn ich ungerührt und in entsprechendem Abstand beobachtete, wie meine Mitschülerinnen verliebt die Skilehrer umschwärmten. Die jungen, gutaussehenden Männer zogen es aber vor, sich mehr um mich, das Kind, zu kümmern. Statt mit den größeren Mädchen, von denen sie angehimmelt wurden, glitten sie unverfänglicher mit mir am Haken des Schlepplifts den Hang hinauf. So stand ich für kurze Zeit ganz unerwartet, beneidet und verlegen im Mittelpunkt.

Im letzten Schuljahr sollten wir alle Gelegenheit zu einem Einblick ins Berufsleben erhalten. Lehrer und Eltern suchten in Zusammenarbeit mit dem Arbeitsamt Praktikumsstellen. Für viele von uns – auch für mich – war diese Tätigkeit in einem Betrieb der erste Schritt heraus aus dem Elternhaus und dem behüteten Schulalltag. Viele meiner Mitschülerinnen und -schüler haben übrigens nach der Schulentlassung in ihrem Praktikumsbetrieb den beruflichen Weg begonnen als Kraftfahrzeugmechaniker, kaufmännische Angestellte in einem Großhandel, als Arzthelferin, Anstreicher, technischer Zeichner, Feinmechaniker, Werkzeugmacher, Haushaltslehrling.

Am liebsten wäre ich, wie meine Brüder, in die höhere Schule gegangen. Für Kinder wie mich gab es damals allerdings nur eine Realschule in Dortmund oder gymnasiale Aufbauklassen in Hamburg. Ich bin nie nach meiner Meinung hierzu gefragt worden. Aber ich weiß, daß meine Eltern mich nicht in das unumgängliche Internat weggegeben hätten. Wohl hat Papa seinerzeit ernsthaft erwogen, meinetwegen mit der Familie nach Hamburg umzusiedeln. Von allen Bekannten wurde ihm aber dringend abgeraten. Unsere Familie wurzelte im Dorf. Ob Vater wieder eine vergleichbar gute Stellung gefunden hätte, war äußerst fraglich.

Jetzt hatte Papa für mein Berufspraktikum einen Platz im Labor eines kleinen Krankenhauses in der Nähe unseres Wohnorts gefunden. Es gefiel mir dort, und zur großen Erleichterung der Familie wurde ich nach der Schulentlassung tatsächlich als Auszubildende angenommen.

Unseren Abschluß begingen wir festlich mit einem feierlichen Gottesdienst und geselligem Beisammensein zum Frühstück. Meine Klasse hatte ein langes Gedicht über die gemeinsamen Jahre verfaßt. Das heißt, das meiste stammte von mir und unserem Klassenlehrer. Reime sollten es ja sein. Die waren den anderen zu schwer gefallen. Jede, jeder von uns trug aber einige Strophen vor.

Voller Hoffnung und Tatendrang gingen wir auseinander.

Bestehen in der Einsamkeit

Ich war noch nicht fünfzehn Jahre alt und deshalb mit Sondergenehmigung aus der Schule entlassen worden, als ich die Lehre als Laborantin begann. Von nun an kam ich selber für meinen Lebensunterhalt auf, wohnte allerdings weiterhin bei meinen Eltern. Von den 360 DM, die ich netto verdiente, mußte ich 200 DM zu Hause abgeben. Den Rest sparte ich, bis auf ein kleines Taschengeld.

Für die Zeit in der Schule empfand ich Dankbarkeit. Dennoch bin ich mit „fliegenden Fahnen" zum Krankenhaus ins Labor übergewechselt. Das Dutzend Mitarbeiterinnen und die leitende Schwester kannte ich ja bereits. Während des Praktikums waren sie mir freundlich entgegengekommen. Jetzt sollte ich zu ihnen gehören, in die Welt der Erwachsenen. Ich hoffte, genauso ernst genommen zu werden.

Im neuen, schneeweißen Kittel blieb ich am ersten Tag mit wachen Augen in der Türöffnung stehen. Ich sah auf die gekachelten Tische, die Mikroskope, Reagenzglashalter und Bunsenbrenner. Für mich war dies noch immer ein geheimnisvoller Raum, geisterhaft gefüllt mit Patienten. Ihr Gesundheitszustand, ihre Lebenssäfte wurden hier erforscht. Dann erst konnte und mußte ihnen bestens geholfen werden.

Das war das Leben, so erschien es mir: still und gewissenhaft im Hintergrund zu wirken zum Wohle vieler – mein künftiges Leben!

Voller Eifer lernte ich, was man mich lernen ließ. Lob nahm ich gern an und fand es gerecht. Schließlich gab ich mir die größte Mühe.

Zur Ausbildung gehörte der Besuch einer Berufsschule. Da es in der Essener Berufsschule für Gehörlose und Schwerhörige keine entsprechende Klasse gab, erhielt ich die Sondergenehmigung, an einem Fernkurs teilzunehmen. Das traf sich gut. Nach schriftlichen Unterlagen zu lernen, fiel mir leicht. Auch füllte es meine einsame Freizeit an Abenden und Wochenenden aus, in der ich ansonsten stundenlang las, fotografierte, strickte, stickte, Gardinen und sogar einmal eine große Decke häkelte.

In der Anfangszeit fühlte ich mich im Labor ausgesprochen gut. Das änderte sich jedoch. Bedauerlicherweise schied die Leiterin, die meine Anstellung befürwortet hatte, sehr bald aus. Das anfängliche Bemühen der Kolleginnen, auf meine Behinderung Rücksicht zu nehmen, erlahmte bei den meisten. Nur noch in beruflich wichtigen Angelegenheiten wandten sie sich mir richtig zu. Außerdem war ich wieder einmal bei weitem die Jüngste. Unsere privaten Interessen unterschieden sich ungemein.

Mit naivem Egoismus nutzten fast alle Mitarbeiterinnen inzwischen auch meine Situation zu ihren Gunsten. Wurden zum Beispiel am Wochenanfang in einer Teambesprechung die Arbeiten verteilt, wählten sie geschwind das für sie Günstige aus, oft, ehe ich es hatte verstehen können. Ich brachte es nicht fertig, mich dagegen zu wehren. Die unbeliebten Urin-Untersuchungen – typische Aufträge für mich. Zuständig für den Dienst an Samstagen, damals allgemein üblich – fast immer ich. Urlaub nehmen im November – allein ich. In der Erinnerung nieselt Dauerregen in dieser meiner „schönsten Zeit des Jahres“ in der heimatlichen Eifel. Ich war zu jung, zu ängstlich und besaß zu wenig Geld für eine Reise. Außerdem hätten meine Eltern mich nie allein oder mit Fremden wegfahren lassen.

Daß ich so außerhalb stand, enttäuschte mich sehr. Ich denke, daß ich da die Endgültigkeit meiner Behinderung noch einmal in krasser Deutlichkeit erfuhr. Ich wäre damit jedoch leichter zurechtgekommen, hätte ich zu Hause mehr Verständnis und Zuwendung erfahren.

Vor meiner Lehre war, bis auf die Ferien, jeder Tag genau verplant und ausgefüllt gewesen, belebt durch die vielfältigen Kontakte mit den Kindern und Erwachsenen in der Schule. Jetzt waren auch die Stunden eingeteilt, aber ich bewegte mich wie zwischen Fremden. Und kam ich abends nach Hause, angefüllt mit Beobachtungen, Beschwerden und Fragen, traf ich meine Eltern erschöpft an. Papa war es durch seine verantwortungsvolle Stellung in der Firma, Mama von der Mühe im ganzen Haus, im großen Garten und vom Umgang mit meinen Brüdern und meiner Oma, die über alles und jedes Bescheid zu wissen verlangte, besonders, seit Opa nicht mehr lebte.

Anfangs merkte ich Interesse für meine Arbeit. Die gesamte Familie stellte Fragen. Später fast nie mehr, im Gegenteil. Alle verhielten sich mir gegenüber gleich schweigsam und ungeduldig. Nur wenn es um etwas Wichtiges ging, rafften sie sich auf, um langsam und deutlich mit mir zu sprechen.

Äußerst selten, an Tagen wie Weihnachten, spielten wir zusammen, zum Beispiel Monopoly. Im übrigen stülpte meine Familie eine Glasglocke über mich. Wir sahen einander, aber wir lebten getrennt. Und ich wehrte mich nicht.

Gelegentlich fiel mir jener erste Abend nach meiner Rückkehr aus der Kinderklinik ein. Freudig waren sie mir entgegengekommen. Eine volle Stunde hatten sie mir meine Wünsche von den Augen abgelesen. Drei oder vielleicht auch fünf Tage lang ließen sie mich noch eine fremdartige Prinzessin auf der Erbse sein. Aber seitdem fühlte ich mich als Klotz an jedem einzelnen ihrer Beine.

Ich erinnere mich an einen Abend in dieser Lehrlingszeit, an dem sich etwas Ähnliches zutrug wie am Tag meiner Rückkehr aus dem Kinderkrankenhaus. Wir saßen alle nach dem Essen um den Tisch. Lukas redete lebhaft. Die anderen hörten zu und brachen in anhaltendes Lachen aus. Ich überwand mich und fragte: „Warum lacht ihr?“ – Schweigen. Nach einer Weile antwortete Lukas: „Ach, das ist viel zu kompliziert für dich.“ Christian erklärte immerhin: „Es war ein Witz. Wenn man den noch einmal erzählt, ist er gar nicht mehr lustig.“ Und sie verfielen in ihr gewohntes, von mir abgewandtes, schnelles Nuscheln.

Kein Gedanke daran, daß der Witz für mich neu und auch für mich zum Lachen gewesen wäre. Ich hätte so gern einmal dazu Grund gehabt. Wie gern auch hätte ich einfach nur von ihren Gedanken erfahren, egal, worüber. Aber nein, mir war so, als stießen sie mich aus, Tag für Tag. Vermutlich, ohne es zu wollen, und sicher, ohne zu begreifen, was sie mir damit antaten. Bewußte Grausamkeit unterstelle ich ihnen nicht. Jedenfalls: von dem, was Leben bedeutet und was Menschen bewegt, erfuhr ich mehr aus Büchern als durch meine Familie.

Ich will nicht ungerecht sein. Es ist durchaus möglich, daß ich manches vergessen habe. Und wenn ich es genau bedenke, gehörte wohl auch morgens früh zum täglichen Ritual Mamas Frage an mich: „Na, schön geschlafen?“ Oder abends Papas Satz, zu mir gewandt: „Wie war’s denn heute? Gut?“ Aber das genügte mir nicht. Und oft, ehe ich noch geantwortet hatte: „Nein, überhaupt nicht!“ oder „Scheußlich!“, mahlte Mama schon weiter Kaffee, schlug Papa bereits die Zeitung auf. Meist erstarben mir dann die Worte im Mund.

Ich sah ja ein, daß es für sie mühsam war, entgegen ihrer Gewohnheit deutlich zu sprechen, und lästig, mir ständig das Gesicht zuzuwenden. Mir aber auch! Mir erst recht! Und wie lästig war mir das gesamte schwere Schicksal, das mich betroffen hatte! Wer fragte danach??

Sie regten sich auf, wenn beim Fernsehen gelegentlich für Sekunden der Ton ausfiel. Mein Dasein vollzog sich fast nur noch als Leben ohne Ton. Allenfalls konnte ich versuchen, das Verlorene durch erhöhte Wachsamkeit der übrigen Sinne ein wenig auszugleichen. Das bedeutete eine zusätzliche, große Anstrengung. Jede kleine Konferenz im Labor brachte mich aus Anspannung und Sorge zum Schwitzen. Für die übrigen galten diese Zeiten halbwegs als Erholungspause.

Auch damit blieb ich allein, mit dieser Wut in mir: Warum habt ihr damals nicht eurem Gefühl getraut? Warum habt ihr nicht auf diese Anfängerärzte gepfiffen und seid einfach mit mir in ein Krankenhaus gefahren – viel, viel früher? Sicher wäre es mit mir weniger schlimm gekommen. Die Krankheit hätte nicht so viele Zellen in meinem Kopf zerstört. Mein Hörrest wäre größer geblieben. Diese Oma!!! Gift und Galle hätte ich spucken mögen! Aber das gehörte sich nicht. Es hatte ja auch niemand in böser Absicht gehandelt. Von mir erwartete man dafür Verständnis!

Ein Nachbarmädchen hatte bei unachtsamem Umgang mit Werkzeug den Nagel des kleinen Fingers verloren. Wie ängstlich versteckte sie den Makel! Es herrschte große Aufregung wegen einer solchen Kleinigkeit! Bestimmt konnte sie alles tun und leben wie bisher. Ich nicht. Ich vermochte nur teilzunehmen, wenn mein Gegenüber seine Aufmerksamkeit voll auf mich konzentrierte.

Wer wollte das schon? Nach meiner Ertaubung waren die alten Freundinnen aus dem Dorf zunächst noch zum Spielen gekommen. Weil es neu war, hatten sie mir auch bereitwillig Zettelchen geschrieben. Allmählich blieben die Kinder aus. Den Grund sehe ich teils darin, daß wir verschiedene Schulen besuchten und ich wegen der Entfernung meist spät und müde nach Hause kam. Auf dringendes Anraten der Schulärztin mußte ich zudem noch eine Ruhepause einlegen. Es lag aber auch daran, daß viele Spiele, wenn sie Zurufen und Hören erforderten, mir kaum oder gar nicht mehr möglich waren, zum Beispiel Verstecken.

Für nicht unschuldig an meiner Vereinsamung halte ich aber auch meine Eltern. Ich bildete lange Zeit das Tagesgespräch im Dorf. Papa und Mama wurden mit vielen Fragen bedrängt, teils aus echter Anteilnahme, teils aus reiner Neugierde. Es war sicher schlimm für sie, immer wieder über unser Unglück sprechen zu sollen. Das ließ einen leicht wortkarg und menschenscheu werden. Jedenfalls zogen sie sich weitgehend von ihren Bekannten zurück.

Ich glaube ferner, daß Papa und Mama sich durch mein plötzliches Anderssein und den Besuch einer Sonderschule wie gebrandmarkt fühlten. An meiner Erkrankung traf sie zwar keine Schuld. Aber sie hätten eigenständiger handeln und mir dadurch vielleicht von meinem Gehör etwas retten können. Ich denke, das belastete ihr Gewissen. Mich und meine Veränderung vom lebensfrohen Kind zur Einsiedlerin tagtäglich sehen und mit mir umgehen zu müssen – das bedrückte sie schwer. Ob sie wohl darum geweint haben? Oder wenigstens miteinander darüber redeten? Ich weiß es nicht.

Zwischen uns waren Gespräche rar, und was dieses Thema anging, so gut wie unmöglich. Dennoch versuchte ich es gelegentlich, weil es mich doch immerfort bewegte. Einmal bekannte Papa, für ihn sei meine Krankheit ja viel schlimmer als für mich. Ich vermochte diese Aussage nicht zu fassen. Ich war also auch noch schuld, daß er arm dran war, ärmer sogar als ich! Für mich stand die Welt kopf!

Er stammte nicht aus gehobenen Verhältnissen. Dank seiner Intelligenz und mit großem Fleiß hatte er sich zum Prokuristen einer angesehenen Firma hochgearbeitet. Von uns Kindern war ich ihm in vielem am ähnlichsten. Ich wußte, er hatte mir nach meinem guten Schulstart eine besondere berufliche Laufbahn zugetraut. Und nun dieses Unglück! Sicher litt er in seiner Liebe zu mir. Aber auch seine großen Pläne und sein Stolz auf mich waren gestört. Er kam nie darüber hinweg. Entgegen aller Vernunft pflegte er fest die Hoffnung, irgendwann werde eine neue medizinische Entdeckung mein Gehör wiederherstellen.

Mir half er damit nicht im geringsten. Im Gegenteil! Ich fühlte mich längst nicht mehr richtig wahrgenommen oder angenommen in meiner täglichen Wirklichkeit. Nicht einmal mein Leiden hatte sein Gewicht.

Ich war älter geworden und lebte bewußter. Mein Schmerz nahm entsprechend zu. Ich weiß, daß die Pubertät für jeden Menschen eine mühsame Suche nach seinem Ich bedeutet. Für mich war die Mühe nur viele Male größer als bei gesunden Gleichaltrigen, und meine Selbstzweifel, etwas wert zu sein und geliebt werden zu können, saßen sicher sehr viel tiefer.

Ringen um ein bißchen Glück

Wie verzweifelt ich oft war! An den Silvesterabenden grübelte ich unter Tränen: Was soll nur werden? Am Neujahrsmorgen: Was wird das neue Jahr mir bringen? Brächte es mir doch ein kleines bißchen Glück…

Endlich schien es sich anzudeuten, das kleine bißchen Glück. Ich bestand die Prüfung als medizinische Laborantin mit einer schriftlichen Arbeit über den Nachweis bestimmter Mikroorganismen. Note: Sehr gut.

Zu dieser großen Freude bot mir außerdem ein neu niedergelassener Arzt eine Stelle an! Jemand wollte ausgerechnet mich! Ich schwebte auf Wolken. Wenig später fiel ich hart auf den Boden der Tatsachen zurück. Er hatte sich im Krankenhaus erkundigt. Von dort war ihm mitgeteilt worden, ich sei besonders tüchtig – und bestimmt besonders billig zu haben! In meiner Unwissenheit hatte ich auch nicht um das Gehalt gefeilscht.

„Wir dürfen uns glücklich schätzen, daß die im Krankenhaus dich nehmen!“ – *„Lehrjahre sind keine Herrenjahre!“* – *„Heilfroh müssen wir sein, wenn der Arzt dich anstellt!“* notierte ich seinerzeit im Tagebuch die Aussprüche meiner Familie. Gewiß, sachlich sprachen sie wohl die Wahrheit. Aber es tat weh.

Ich verstehe heute, daß mit mir und meiner Behinderung alle in meinem Umkreis überfordert waren, ganz besonders die nächsten Angehörigen. Und ich weiß niemanden, der ihnen ernsthaft geholfen hätte. Ein erklärendes Wort der Ärzte und ein aufmunterndes der Lehrer wird es wohl gegeben haben. Aber was ist ein Tropfen Wasser in der Wüste?!

Damals, vor zwanzig, fünfundzwanzig Jahren, wurden wir sehr allein gelassen. Auch heute ist jede Behinderung ein tragisches Schicksal, und der einzelne leidet unsäglich schwer darunter. Zwar bestehen Lücken in der Betreuung, und besonders viel hängt vom Bemühen jedes Betroffenen und seiner Umgebung ab. Aber insgesamt gibt es mittlerweile mehr Hilfen bei Ärzten, Kliniken, Schulen und Beratungsstellen. Aus eigener Anschauung und von meinem ehemaligen Lehrer weiß ich von vielen Veränderungen seit meiner Einschulung. Inzwischen werden Familien betreut, sobald sie sich bei den Beratungsstellen gemeldet haben. Die Kinder sind dann oft noch im Säuglingsalter. Die Anpassung der Hörgeräte wird frühzeitig und fachgerecht begleitet. Die meisten Schulen bieten den Familien regelmäßige Beratung und Förderung im Elternhaus oder in speziellen Kleinkind- und Kindergartengruppen an. Elternabende und Wochenendtagungen geben Vätern und Müttern – auch Verwandten und Freunden – Gelegenheit, nicht nur sachliche Informationen zu erhalten, sondern auch ihre Sorgen, Nöte und Erfahrungen mit anderen Betroffenen auszutauschen.

Das war zu spät für meine Familie und für mich. Hätten doch damals bereits Selbsthilfegruppen für Eltern und andere Angehörige bestanden! Auf die Idee, eine erste zu gründen, verfielen Mama und Papa nicht. Vielleicht waren sie zu tief vergraben in ihrem Leid und auch erzogen nach dem Motto: Privates bleibt in den eigenen vier Wänden!

Innerhalb dieser Wände wurde die Schranke zwischen uns stetig massiver, irrsinnigerweise unter anderem aus guter Absicht. So zögerten meine Eltern zunehmend, mich allein aus dem Haus zu lassen. Auch bei uns auf dem Land waren die Straßen belebter geworden und die Gefahren größer: durch mehr Fahrräder, deren Klingeln mich gar nicht, und Autos, deren Hupen mich höchstens aus zwei, drei Meter Nähe erreichten, wenn es sonst keine störenden Nebengeräusche gab. Vielleicht fürchteten sie auch, daß ich mir in einer heiklen Situation weniger gut helfen könnte als ein nichtbehindertes junges Mädchen.

Jedenfalls versuchte Papa von Anfang an, auf dem Weg in sein Büro mich mit dem Auto an meine Arbeitsstelle zu bringen und nach Möglichkeit auch wieder abzuholen. Im Grunde ideal – scheinbar.

In Wirklichkeit nahm mir dieses Überbehütetsein die geringe Selbständigkeit, die ich mir noch erhalten oder erworben hatte. Auch fehlten mir menschliche Beziehungen und daher Anlaß und Antrieb, mich mit jemandem zu unterhalten. So verkümmerten meine Fähigkeiten, zu sprechen und vom Mund abzusehen. Ich merkte das sehr wohl und fühlte mich bei Begegnungen zunehmend hilfloser und ängstlicher. Vor allem fürchtete ich, nicht für voll genommen, ja, für dumm gehalten zu werden. Das peinigte mich geradezu.

Die Glasglocke, die mich von den anderen trennte, wurde für mich ständig undurchsichtiger. Eines Tages traute ich mir allein kaum noch etwas zu.

Der Anfang hierfür lag Jahre zurück. Er fiel in meine Zeit in der Schwerhörigenschule. Ich hatte zum Beispiel einmal wöchentlich in der Elisabeth-Halle Schwimmunterricht bis 16 Uhr. So lange konnte unser Bekannter, mit dem ich täglich im Auto nach Hause fuhr, nicht warten. Deshalb war es mir nur möglich, teilzunehmen, wenn ich bei Erika über Nacht blieb oder mit einem öffentlichen Verkehrsmittel nach Hause fuhr. Von der Schwimmhalle bis zur Bushaltestelle in der Franzstraße war es ein Katzensprung. Aber ich durfte ihn nicht allein tun. Im Auftrag der Eltern holte Tante Gertrud mich jedesmal ab, begleitete mich und wartete, bis ich eingestiegen war und einen Platz gefunden hatte.

Einmal verabredeten die Eltern mit Tante Gertrud, daß ich sie besuchen dürfe. Ich sollte allein mit dem Bus von zu Hause aus zu ihr fahren. Die Haltestelle in Aachen lag nur wenige Schritte von ihrer Wohnung entfernt. Wie ich mich freute! Im letzten Moment sagte Papa plötzlich: „Mama und ich haben noch etwas in der

Stadt zu erledigen. Wir nehmen dich mit und setzen dich ab!“ Tante Gertrud hatte mein Selbstbewußtsein stärken wollen. Sie ärgerte sich, als sie von Papas Aktion erfuhr: „Immer dann, wenn du etwas allein tun sollst, erledigen Mama und Papa es für dich. Das ist nicht richtig!“ Meine Eltern brachten es nicht fertig, ihre eigene Angst zu besiegen und mir mehr Verantwortung zu übertragen.

Hätte ich doch aufbegehrt! Leider fand ich damals nicht die nötige Stärke. Im Gegenteil, die Tatsache der Behinderung machte mich unglaublich unsicher, niedergedrückt und verlegen. Nie vergesse ich jene erste Busfahrt allein von Aachen zurück in die Eifel. Tante Gertrud hatte mich vom Schwimmunterricht abgeholt und zur Haltestelle gebracht. Dort schärfte sie mir ein: „Du mußt dem Fahrer deinen Schwerbehindertenausweis zeigen! Dann fährst du billiger.“ Ich erschrak. „Nein, niemals!“ stieß ich hervor. Allein bei dem Gedanken zitterten mir die Knie, und mein Herz klopfte heftig. Ich sollte einem wildfremden Menschen mein Geheimnis offenbaren? Als der Bus kam, stolperte ich hinein und lief am Fahrer vorbei nach hinten. Tante Gertrud legte meinen Ausweis vor und zahlte. Ich sehe sie noch durch den schmalen Gang auf mich zukommen und mir Ausweis und Fahrschein überreichen, ehe sie wieder ausstieg. Ihr Winken erwiderte ich nicht. Mich bedrängte heiß die Frage, ob wohl viele Leute den Ausweis gesehen hatten. Ich wagte kaum hochzuschauen. Wie gerne hätte ich mehr gezahlt und wäre dadurch unauffälliger geblieben.

Völlig gegen meine eigentliche Veranlagung lebte ich eingesperrt in diese umhüllende Fürsorge, aber auch verkapselt in meine Gefühle von Minderwertigkeit und Scham. Aggressionen stauten sich an. Nach Jahren der Beengtheit erhoffte ich mir nun von meinem neuen Arbeitsplatz das Glück befreiender Veränderungen.

Aber „Glück“ ist ein gleißendes Wort. Das Glück, das ich mir für die größere Selbständigkeit in der Arztpraxis ausgemalt hatte, entpuppte sich rasch als Flitter. Im Labor und bei meiner eigentlichen Arbeit empfand ich ausnahmsweise keine Angst, vielmehr Sicherheit. Nur war nichts dazu angetan, mich heimisch werden zu lassen. Der Arzt gab sich unnahbar. Seine Helferinnen traf ich zwar in den Pausen, aber sie bezogen mich kaum einmal in ihre Gespräche ein. Aus Befangenheit? Aus Bequemlichkeit? Ich weiß es nicht.

Besonders verärgerte mich meine direkte Kollegin im Labor. Was sie früher geleistet hat, entzieht sich meiner Kenntnis. Vom Tag meiner Ankunft an ruhte sie sich jedenfalls aus. Morgens kam sie regelmäßig viel zu spät, und in den folgenden Dienststunden verschwand sie oft, um Privateinkäufe zu erledigen. Viel Zeit verbrachte sie Kaffee aufzuschütten und zu trinken.

Ich wollte mein Geld verdienen. Also arbeitete ich. In der Praxis war viel zu tun und folglich auch im Labor. Das meiste ging durch meine Hände. Stolz erfüllte mich, wenn nach den jährlichen Prüfungen des „Instituts für externe Qualitätskontrolle“ unser Labor als völlig zuverlässig befunden wurde.

Aber oft stieg Zorn in mir auf. Wenn Patienten sich telefonisch nach Ergebnissen erkundigten, nahm selbstredend die Kollegin den Hörer ab. Ich merkte ja nicht einmal, daß das Telefon geklingelt hatte. Wohl beobachtete ich ihre Auskünfte: „Das habe ich noch nicht fertig!“ – „Ja, das mache ich heute noch!“ Das wenigste machte sie. Ich aber konnte nicht telefonieren. Neue Aggressionen häuften sich an und auch der Kummer, trotz aller Leistungen vielleicht doch weniger wert zu sein als Hörende.

Später sagte man mir, ich hätte in dieser Zeit wieder sehr undeutlich gesprochen. Kein Wunder. Ich lebte isoliert wie eine Aussätzige – bis auf die wenigen Minuten, in denen ich jemandem Blut abnahm für eine

Untersuchung. Aber die Erwachsenen, meist einfache Menschen vom Land, verhielten sich wortkarg. Da sprach auch ich wenig. Mit Kindern ging ich anders um, und zwar so, wie ich es für mich selber gewünscht hätte. Ich versuchte, ihnen die Angst zu nehmen. Darum unterhielt ich mich mit ihnen und erklärte, was ich tat und warum das nötig war. Es kam mir natürlich auch zugute, daß ich fast immer die Vene beim ersten Mal richtig traf. Das machte mich bei den Patienten beliebt. Aber ich war derart in meinem Schmerz befangen, daß ich das vorerst gar nicht wahrnahm.

Manchmal erschien ich mir selbst wie ein Vulkan vor dem Ausbruch. Dann wieder drückten mich Trauer und Einsamkeit völlig nieder. Ich grübelte nach über den Sinn des Lebens und besonders des meinen. Wäre ich nicht besser damals, als das Unglück geschah, gleich gestorben? Ich fragte mich: Was wäre, wenn es mich nicht mehr gäbe?? Würde meine Familie mich vermissen? Oder sich erleichtert fühlen…?

Verschlüsselt sandte ich Signale. In meinem Zimmer hing ich selbstgestaltete Poster auf, die ich mit ausgeschnittenen Wörtern beklebte, wie ich sie in Zeitschriften fand. „Leben!" stand da zu lesen. „Liebe!" – „Glück!" – „Zufriedenheit!" – „Geborgensein!" Ich pinnte auch das Bild eines Babys an die Wand. Das sollte heißen: So neu möchte ich noch einmal beginnen! Eine Blume sagte für mich aus: Wäre ich doch so schön und völlig heil!

Niemand sprach mich darauf an. Niemand schien es zu begreifen. Einmal nahm ich Mama Blut ab, um es im Labor zu untersuchen. Da brach es aus mir heraus: „Am liebsten würde ich mir die Pulsadern aufschneiden!!"

Mama starrte mich an, die Augen vor Entsetzen weit aufgerissen. Schließlich stieß sie hervor: „Ach, Kind! Nimm es doch nicht so schwer! Ich – ich – ja, ich stricke dir auch einen schönen neuen Pullover!"

Ich empfand durchaus ihr Bemühen, mich zu trösten. Aber es war mir wahrhaftig zu wenig. Einmal bot mir auch Papa Hilfe an: „Sprich doch mit mir über all deine Probleme!" Mir erschien das wie ein Befehl. Ich dachte sofort: Das tu ich nie!

Niemand hatte sie und mich gelehrt, wirklich miteinander zu sprechen. Auch in unserem Unglück änderte sich das nicht.

Vieles schrieb ich damals nieder, um meiner Qual etwas Luft zu machen. Bald danach vernichtete ich aber das meiste wieder.

Verlassen fühlte ich mich damals und oft wie gelähmt. Nur sehr selten faßte ich Entschlüsse, irgend etwas zu tun, wenigstens eine Kleinigkeit zu bewegen, zu verändern. So einmal, eine alte Matratze vom Speicher zu holen und als Sitz auf den Boden in meinem Zimmer zu legen. Von meinen Brüdern hatte ich erfahren, das sei „in".

Papa regte sich über den „Unsinn" auf, duldete ihn aber letztlich. Einmal saß ich sonntags auf dieser Matratze und starrte vor mich hin. Da standen Mama und eine Tante unerwartet in der Tür. „Siehst du, hier sitzt sie, das dumme Kind. Du glaubst nicht, wie schwer ich es oft mit ihr habe!" las ich von Mamas Lippen. Zu ging die Tür, und ich blieb mit meiner Selbstquälerei zurück.

Nahe der Verzweiflung, erwog ich in meiner Einsamkeit manches Mal, auf welche Weise ich meinem Leben ein Ende setzen könnte.

Unverhofft ein Lichtblick! Ein Vorkommnis, das – über einen Umweg – mein Dasein grundsätzlich verändern sollte: Lukas und Christian schenkten Mama einen jungen Hund, einen Cocker-Spaniel, den wir Andi nannten. Sie wollte ihn eigentlich gar nicht. Auch fand sie wenig Zeit, sich um ihn zu kümmern, geschweige denn, ihn spazierenzuführen. Ich bot mich an, und ich durfte. Denn der Hund galt als Schutz. Als ich ihn zum ersten Mal an die Leine nahm, sprang er hoch vor Begeisterung – mitten in mein bedrücktes Herz. Ich glaube, wir zogen und wir hielten uns gegenseitig. Und so wurde tatsächlich, wie in Kitschromanen, ein Hund mein einziger Freund. Er war wie ein Therapeut. Er hatte Zeit für mich. Er schaute mich an. Er hörte mir zu. Nie kam ein Vorwurf von ihm. Er hielt zu mir, egal, was geschah.

Wenn Andi hätte reden können! Laut hätte er hinausgebellt, was ich ihm nun – in Gedanken oder flüsternd – leise schluchzend anvertraute: „Kein Mensch versteht mich. Beachtet mich. Liebt mich. Keiner wird es jemals ändern. Oder? – Mit Gott war ich als Kind so vertraut. Ich erzählte ihm abends, was mich gefreut und was mich betrübt hatte. Und heute? Ich suche ihn. Ich rufe nach ihm. Aber ich bleibe ohne Antwort."

Andi hätte verraten können, wie oft mein Leben nur an einem winzigen, schon zerfasernden Fädchen hing.

Früher war ich gern zur Kirche gegangen. Die Religion und ihre alten Bräuche zogen mich an. Jetzt saß ich längst nicht mehr vorn auf den Kinderplätzen, vielmehr hinten im Halbdunkel neben den Eltern. Wahrscheinlich fühlten Mama und Papa sich hier unauffälliger und wohler. Ich jedoch konnte zwischen den Köpfen hindurch nur wenig vom Geschehen am Altar erkennen und kein Mundbild sehen. Auch diesmal beschwerte ich mich nicht. Aber wieder war ich inmitten vieler Menschen allein. Auch Gott hat dich wohl fallen- oder liegenlassen, dachte ich. Zum Erschrecken von Papa und Mama lehnte ich im Alter von etwa 13 Jahren weitere Kirchenbesuche energisch ab.

An einem Abend in jener Zeit mußte ich wegen eines Notfalls länger im Labor arbeiten. Viel später als sonst griff ich zu Hause müde nach der Leine. Sofort tanzte unser Hund vor Freude. Den ganzen langen Tag hatte er ja auf diese Stunde gewartet. Voll besonderer Ungeduld zerrte er mich voran. Auf dem schmalen Waldpfad entlang des Venn geriet ich ins Stolpern und schließlich ins Laufen. Der Hund hechelte voraus. Ich mußte mich eilig unter Zweigen bücken und hastig über Pfützen springen. Überraschend fand ich reife, süße Beeren. „Stop!" rief ich, und der Hund verharrte. Ich warf ihm eine Frucht zu. Andi schnappte sie im Sprung und platschte gleich in zwei Pfützen. Lebhaft schüttelte er sich in einer drolligen Spirale. Mich berieselten schmutzige Tropfen aus seinem langhaarigen Fell. Was machte das schon! Hauptsache, es gab etwas Tempo und Spaß! Das wünschte ich mir öfter. Was könnte ich dafür tun? In diesem Moment fühlte ich wahrhaftig die Kraft dazu, selbst für etwas Ungewöhnliches.

Aber wofür? Ich fragte mich: Was wünsche ich mir am sehnlichsten? Vielleicht, weil ich mich gerade in der freien Natur aufhielt, weil ich zwar allein, aber doch gelöster war als sonst, schoß es mir durch den Kopf: Frei sein! Wenigstens einen Schritt in diese Richtung gehen können. Und wenn es etwas Verrücktes ist! Was fiel mir prompt ein? Den Führerschein will ich haben! Nächste Woche werde ich achtzehn!

Ich wußte, daß er unter kleinen, besonderen Auflagen auch für Gehörlose genehmigt wurde. Am Auto ist zum Beispiel ein zweiter Außenspiegel an der rechten Seite zu montieren. Ich mußte nur die Prüfung bestehen. Das Wort setzte sich in mir fest. In Märchen wurden stets Prüfungen auferlegt. Anschließend begann das Leben im Schlaraffenland.

„Peter von nebenan macht sein Abitur!" hatte Papa in einem Gemisch von Neid und Bewunderung berichtet. „Dem steht jetzt die Welt offen."

Nach Prüfungen erst fing das wahre Leben an! Ich lief ein Stück weiter und blieb dann ganz plötzlich stehen. Dem Hund an der Leine schnitt es sekundenlang die Luft ab. Sollten – sagte etwas in meinem Kopf – sollten alle Schwierigkeiten in meinem bisherigen Leben Prüfungen sein? Und wenn ich sie bestehe, öffnet sich dann auch für mich die Welt? Habe ich die früheren Prüfungen eigentlich bestanden oder nur überlebt?

Wie dem auch war, jetzt jedenfalls lebe ich in der Sackgasse: Da muß ich raus! Mein Beruf füllt mich nicht mehr aus. Privat bewegt sich nichts. Ich suche eine Öffnung! Vielleicht werde ich gerade wieder auf die Probe gestellt? Welche Aufgaben muß ich lösen? Wer wird sie mir vorlegen? Ich glaube, diesmal ich selbst! Erste Aufgabe: Lebendiger werden, beweglicher – der Führerschein muß her!

Zu meinem Geburtstag wurde ich, wie immer seit Beginn der Behinderung, reicher beschenkt als meine Brüder. Mehr offen gezeigtes Verständnis wäre mir lieber, dachte ich wehmütig. Laut sagte ich: „Ich will den Führerschein machen!"

Die Familie fiel fast von den Stühlen. „Das geht nicht!" – „Das kannst du ja gar nicht!" – „Es ist viel zu gefährlich!" – „Was soll das wohl kosten?"

„Ich bin achtzehn!" beharrte ich. „Ich weiß genau, es wird genehmigt! Und ich verdiene. Das, was ich behalten durfte, wird reichen."

Bestimmt haben meine Eltern in dieser Nacht kaum ein Auge zugetan. Auch ich schlief unruhig, freute mich aber über meinen Mut!

Vor der ersten Fahrstunde zitterten mir natürlich die Knie. Aber das gab sich rasch. Der Fahrlehrer ging ausgesprochen verständnisvoll mit mir um. Für das Theoretische gab er mir schriftliche Unterlagen mit nach Hause. Für die praktischen Übungen verabredete er deutliche Zeichen mit mir. Wenn zum Beispiel seine Hand nach links zeigte, sollte ich dorthin abbiegen. Solche Hinweise begriff ich auch mit Blick nach vorn. Manches kannte ich schon. Nicht erfolglos hatte ich viele Jahre beobachtend im Auto gesessen – neben Papa und bei den täglichen Wegen zur Schule. Nach zehn Fahrstunden jedenfalls wurde ich zur Prüfung zugelassen. Mit den vom Prüfer genehmigten Zeichen des Fahrlehrers bestand ich ohne Schwierigkeit. Triumph!!

Zu Hause sperrten alle Mund und Nase auf. Keiner hatte das für möglich gehalten. Sie blieben mißtrauisch, auch als ich ihnen erklärte, daß nach der Statistik Gehörlose weniger Unfälle verursachten als Hörende.

Dann wurde es wirklich ernst: Ich kaufte von meinem Ersparten das erste – gebrauchte – Auto! Papa beriet mich sogar. Allein fuhr ich von nun an morgens los und kehrte abends allein in aller Ruhe zurück. Ich hatte mir ein Stück Normalität erobert, einen kleinen Ausschnitt jener Welt, die für andere selbstverständlich war und nach der ich mich sehnte. Ohne Hilfe hatte ich es geschafft. Allein war ich zur Anmeldung gegangen, hatte Fremden meine Behinderung erklärt und die nötigen Formulare ausgefüllt. Nach langer Zeit war ich noch einmal stolz auf mich selbst. Ich glaube, ich ging aufrechter.

Wenn ich durchs Dorf fuhr, merkte ich, daß manche Gardine sich bewegte. Nicht lange, und Steffi erschien. Sie wohnte einige Straßen weiter. Sie war noch nicht achtzehn und hatte mich in den letzten Jahren kaum angesehen. „Wie geht es dir eigentlich? Ich wollte bloß mal nachhören. Gut schaust du aus! Das kommt sicher von den Spaziergängen mit eurem Hund, oder? Aber – warst du schon einmal in einer Disko? Da ist es toll, bestimmt! Willst du mal hin? Mit mir? Wir müßten allerdings fahren…“

Ich begriff und lehnte ab. Sie ließ aber nicht locker, kam wieder und wieder und schwatzte mich weich. Einige Male unternahmen wir kleine Ausflüge mit meinem Auto. Zwei-, dreimal fuhren wir auch zur Disko. Auf diese Weise, dachte ich, käme ich immerhin aus dem Haus und in eine andere Umgebung.

Steffi war in der Disko offensichtlich schon bekannt. Sie tanzte, und ich hielt mich im Hintergrund. Gelegentlich winkte sie zu mir herüber, oder sie lud mich zu einer Cola ein. Natürlich, sie mußte mich bei Laune halten, damit ich nicht zu früh wieder heimfahren wollte. Die Musik konnte ich ertragen, wenn ich mein Hörgerät sehr leise einstellte. Ich spürte, wie der Boden vibrierte und den Rhythmus weitergab. Deutlich fühlte ich ihn in den Beinen, im Bauch. Ganz selten hätte ich fast mitgetanzt, aber eben nur beinahe. Niemand forderte mich auf, vielleicht, weil ich so weit abseits stand, vielleicht, weil jemand, der mich kannte, den anderen zugetragen hatte: „Achtung, die ist behindert..." Allein wollte ich nicht tanzen, obwohl ich das bei manchen sah. Überhaupt, durch Tanz meine Gefühle vor den Augen der anderen zeigen? Meine Trauer? Meine Sehnsucht? Mein Verlangen nach Leben? Nein, hier nicht. Nicht vor den vielen Fremden, die mir wie Marionetten an Fäden erschienen, grellbunt gefärbt vom wechselnden Licht.

Als ich Steffi eröffnete, ich würde die Disko nicht mehr besuchen, hörten ihre Besuche ebenso plötzlich auf, wie sie begonnen hatten.

Zehren von geheimen Kräften

Durch den Besitz des Führerscheins fühlte ich mich verändert, innerlich und äußerlich ein Stück gewachsen. Ich hatte mir ein Ziel gesetzt und es erreicht, alle meine Ängste überwunden! Eine Weile trug mich dieses Hochgefühl.

Dann ernüchterte mich das Verhalten der anderen. Meine Eltern engten mich weiterhin ein mit dem nun täglichen: „Fahr vorsichtig!“, wenn ich morgens zum Autoschlüssel griff. Die Kolleginnen in der Praxis hatten es mit einem einmaligen Glückwunsch bewenden lassen. Ihre gleichgültigen Augen nahmen von meinem kostbaren Schatz, dem Schlüssel und meinem Auto, kaum noch Notiz, es sei denn zu ihrem Vorteil.

So geschah es, als unser Chef die Mitarbeiterinnen in sein neues Haus einlud. Nach dem Essen gruppierten wir uns um den offenen Kamin. Keine Lampe spendete Licht, nur das flackernde Feuer. Alle unterhielten sich, lachten und schienen bester Laune. Ich konnte ohne ausreichende Beleuchtung die Gesichter nur ungenau erkennen und also kein Wort von den Lippen absehen. Völlig ausgegrenzt saß ich da und starrte in die Flammen. Mein Selbstwertgefühl war so gering, daß ich gar nicht auf die Idee kam, meine Situation zu erklären. Niemand kümmerte sich um mich.

Beim Verabschieden allerdings konnten meine Kolleginnen wieder deutlich mit mir sprechen. Artig baten sie mich, ich möge sie mit meinem Auto nach Hause bringen. Sie hatten Wein getrunken, ich notwendigerweise nur Sprudel. Mühsam höflich trat ich die Fahrt über die Dörfer an. Im übrigen kehrten sie, wie alle meine Mitmenschen, zur Tagesordnung, zu ihrem gewohnten bisherigen Verhalten zurück. Sie veränderten sich nicht mit mir. Für mich blieb das Alleinsein, genau wie zuvor.

Einmal saß ich zusammengesunken auf „meiner“ einsamen Bank im Wald, den Hund zu Füßen, und brütete bitter vor mich hin: Verrückt bin ich nicht, wenigstens noch nicht. Aber ich bin nicht normal! Ich habe ja tatsächlich nicht alle fünf Sinne beisammen. Ich höre nicht, was die anderen hören. Für mich gibt es nie ein Echo! Meine Bestecke klappern nicht. Unter meinen Schuhen knackt kein Zweig, keine hölzerne Stufe knarrt. Gehe ich durch die Gartentür, vergißt sie zu quietschen, wie sie es früher tat. Mein Wasser in der Badewanne plätschert nicht mehr. Mein Föhn trocknet die Haare lautlos. Ich bin anders als andere.

Aber ich bin ein Mensch wie ihr alle. Ich möchte wie ihr fröhlich sein, lachen, tanzen und in bewundernde Augen schauen! Ja, ja, ich möchte leben! Wirklich leben. Nicht dahinvegetieren.

Ich tastete nach dem Führerschein in meiner Tasche und beruhigte mich ein wenig. Hier fühlte ich doch den Beweis, daß ich den Gesunden ähnlich, nein, gleichwertig war! Oder sogar überlegen? War denn nicht mein Bestehen der Prüfung wegen der Behinderung viel höher einzuschätzen? Überhaupt meine Leistungen seit dem Beginn der Krankheit an jenem Tag im Januar? Dieses qualvolle, mühsame Leben – das bewältigte gar nicht jeder, jeder so. Was wußten meine Mitmenschen denn schon von mir? Ich setzte mich gerade. „Ich bin nicht unfähig. Ich bin nicht weniger wert! Das kann ich noch viel eindrucksvoller beweisen. Jetzt zeig’ ich es denen! Und nicht nur für mich allein. Nein, für andere Behinderte mit. Ihnen könnte ich eine Hilfe sein wie ein Stock beim Gehen“, sagte ich laut zu Andi. Gläubig schaute er zu mir hoch. Aber wie sollte ich es meiner Umgebung zeigen? Noch war es mir unklar.

Zu Hause fand ich die Tageszeitung auf dem Tisch. Ich nahm sie mit auf mein Zimmer und blätterte darin. Plötzlich fiel mir eine Anzeige auf. Die Aachener

Abendschule inserierte. Sie bot die Ausbildung zur Mittleren Reife und zum Abitur an. Sofort erkannte ich: Das war sie, die nächste Herausforderung, die neue Prüfung für mich!

Nur Tante Gertrud stärkte mir den Rücken. Die gesamte übrige Familie war wieder entsetzt. Sie sagten mir offen: „Du bist größenwahnsinnig geworden!" Sie fragten mich: „Wie willst du das schaffen neben deinem Beruf?" – „Magst du wirklich mit neunzehn Jahren zurück auf die Schulbank?" – „Wie stellst du dir das Lernen mit Hörenden zusammen vor?"

Nichts stimmte mich um. Ich meldete mich an. Weil ich die Voraussetzungen – Hauptschulabschluß und fertige Berufsausbildung – erfüllte, wurde ich zu einem Gespräch mit dem Direktor eingeladen. Er hörte mir aufmerksam zu. Rücksicht auf meine Behinderung oder besondere Hilfsmittel konnte er mir nicht versprechen. Er leitete eine „normale" Schule, keine für Behinderte. Wir einigten uns darauf, daß ich es versuchen solle. Ich faßte mir ein Herz und sprach gleich zu Beginn sämtliche Lehrer auf mein Problem an. Sie zeigten sich bereit, das Wagnis mit mir einzugehen. Und tatsächlich bemühten sich fast alle, deutlich zu sprechen und mir im Kreis der anderen eine Chance zu geben.

Wir bildeten eine höchst unterschiedliche Gruppe: junge Mädchen, Mütter, Arbeitslose, mehr Frauen als Männer. Und wieder waren die meisten viel älter als ich. Innerhalb der ersten sechs Wochen schrumpfte unsere Klasse von dreißig auf fünfzehn.

Bei der Anmeldung hatte ich ein Mädchen getroffen, das ich von meiner Lehrzeit im Krankenhaus her kannte. Sie wohnte in meiner Nähe. Wir verabredeten, zusammen zur Schule zu fahren und abwechselnd unsere Autos zu benutzen. So hatte nicht immer jede die Mühe und die Kosten. Auch machten wir uns gegenseitig Mut. Leider konnten wir die langen Fahrzeiten wenig für Gespräche nutzen. Ob sie am Steuer saß oder ich, in jedem Fall war das Absehen vom Mund sehr erschwert.

Ich teilte meinem Arbeitgeber die Neuigkeit mit. Er zeigte Verständnis und erlaubte mir, meine Arbeitszeit anders einzuteilen. Von da an begann ich schon morgens um sieben und verließ das Labor gegen siebzehn Uhr, um gleich anschließend nach Aachen zum Unterricht zu fahren, der bis zweiundzwanzig Uhr andauerte.

Meine Familie wußte kaum, worüber sie sich mehr aufregen sollte: über meinen Plan an sich oder über die Weise, wie ich ihn verwirklichte. Ich gebe zu, meine Tage waren nun mehr als ausgefüllt. Nach dem Unterricht und der Heimfahrt standen ja noch die Hausaufgaben an, und erst um diese späte Stunde bekam ich ein warmes Essen, ein aufgewärmtes. Sehr oft blieben mir nur vier Stunden Schlaf. Kein Wunder, daß ich im Lauf der Zeit zehn Kilo abnahm. Ich war ein Strich in der Landschaft, aber glücklich!

Die Zeit des Trübsinns, in dessen engen, grauen Netzen ich mich lange verfangen und fast hatte ersticken lassen, ging zu Ende. Die Schule gab meinem Leben *den* Sinn. Niemand vermochte sich vorzustellen, mit welch tief empfundener Freude ich lernte. Ich entdeckte keine Lieblingsfächer. Mich faszinierten Mathematik, Naturwissenschaften, Sprachen, Literatur, Kunst – einfach alles.

Tagsüber tat ich meine Pflicht im Labor, und zwar lieber und schneller denn je. Abends aber begann mein eigentliches Leben. Erneut zeigte es sich, daß Lernen mir nicht nur lieb war, sondern auch einigermaßen leichtfiel. Gleich zu Anfang brachte ich Einser nach Hause. Dort rührte sich aber keinerlei Begeisterung. Bei den Brüdern nicht, weil ihre Noten dagegen ein wenig zurückfielen. Bei den Erwachsenen, weil sie seltsamerweise fürchteten: „Wer mit Eins anfängt, hört mit Sechs auf. Wem alles so leichtfällt, der versäumt, sich weiter zu bemühen.“

Auf meinem Zeugnis der Mittleren Reife nach zwei Jahren stand schwarz auf weiß: „Wegen überdurchschnittlicher Leistungen bieten wir der Schülerin an, eine Klasse zu überspringen."

Ich nahm das zwar nicht an, denn es hätte zu viel Mühe gekostet, den Stoff eines Schuljahres nachzuarbeiten. Aber ich enschloß mich, nun auch das Abitur anzustreben. Und jetzt endlich faßten Mama und Papa Zutrauen. Ihre Ablehnung und ihre Zweifel wandelten sich allmählich in staunenden Stolz – Stolz auf mich, ihr Sorgenkind! Sie beschenkten mich mit einer Kaktee! Ich hatte damals eine Zucht begonnen. Heute deute ich mein Hobby und auch dieses Geschenk als Sinnbild für unsere stachelige Situation.

In jene Zeit fiel meine Begegnung mit dem neuen Pfarrer der Gemeinde. Er machte einen Antrittsbesuch in unserer Familie und sagte offen zu mir: „Ich habe dich noch nie in der Kirche gesehen. Warum kommst du nicht?" Ich erklärte ihm die Auswirkungen meiner Hörbehinderung und fragte zurück: „Würden Sie zum Gottesdienst gehen, wenn Sie kein Wort verstehen könnten?" Er war nicht nur nachdenklich geworden, sondern auch bereit, etwas zu tun: „Ich schreibe dir die nächste Predigt auf. Komm sie vor der Messe in der Sakristei holen!" Würde er Wort halten? Gespannt ging ich hin. Und wirklich: die Predigt lag bereit, handgeschrieben, und nicht nur dieses eine Mal, sondern alle folgenden Sonntage, so lange, bis ich von zu Hause wegzog. Er sprach viele lebensnahe Fragen an und versuchte, Antworten zu geben. Seine Gedanken halfen mir weiter. Seine praktischen Zeichen von Verständnis und Mitmenschlichkeit schenkten mir ein echtes Glücksgefühl.

Im Abendgymnasium wurde ich bald Klassenbeste. Meine guten Schulergebnisse fielen mir allerdings nicht in den Schoß. Wer jemals versucht hat, neben seiner Berufstätigkeit eine andere Qualifikation zu erreichen, weiß, wie anstrengend das für Gesunde ist, wieviel mehr erst für Behinderte.

Obwohl ich auf einem günstigen Platz vorn vor den Lehrern sitzen durfte, entging mir vieles. Nachts blätterte ich in meinen Büchern und las nach, was mir sprachlich entgangen und was mir sinngemäß unklar geblieben war. Was ich aber begriffen hatte, prägte ich mir so genau ein, wie es meinem angespannten Willen entsprach: „Denen werde ich es zeigen!"

Damit habe ich besonders Papa gemeint. Hätte er sich nicht derart quergestellt, mich nicht so ausdrücklich für „verrückt" erklärt, wären meine Kraft und mein Ehrgeiz wohl nicht so gesteigert gewesen. Vor allem ihm wollte ich beweisen, daß ich es schaffen konnte. Nicht er, sondern ich mußte unter allen Umständen recht behalten.

Auf diese Weise gut vorbereitet, konnte ich oft anderen in meiner Klasse kameradschaftlich beistehen. Das kostete mich zwar zusätzlich Zeit, doch die Befriedigung, die es mir schenkte, wog mehr als jeder Lohn. Ich, die Behinderte, war dazu fähig, völlig Gesunden, normal Hörenden in Latein und Mathematik zu helfen! So kam übrigens bei den anderen auch kein Neid auf. Niemals nannte mich jemand „Streberin". Ich sprach nicht darüber, aber ich hatte einen Notendurchschnitt von 0,8. Ich nähme es niemandem übel, wenn er an diesem Ergebnis zweifeln würde – so überraschend ist es letztlich auch für mich selber gewesen.

Insgesamt arbeitete ich neben dem Besuch der Abendschule drei Jahre die volle Stundenzahl in der Arztpraxis. Das vierte Jahr teilte ich: sechs Monate war ich nur halbtags berufstätig, sechs Monate nahm ich mir ausschließlich für die Vorbereitung aufs Abitur.

Tatkräftig, wie ich mich fühlte, bat ich beizeiten meinen Chef um eine Unterredung. Ich kündigte! Wieder ich ganz allein. Hinterher war ich sehr zufrieden mit mir, wegen meines Mutes und meiner Selbständigkeit.

Vor allem Papa geriet in helle Aufregung, als ich von meiner Kündigung berichtete: „Was willst du denn bloß anfangen, wenn du das Abitur nicht bestehst?" Ich hatte aber in dieser Hinsicht keine Bedenken mehr.

Als ich meine Nachfolgerin im Labor einarbeitete, machte die Nachricht von der Veränderung bei den Patienten die Runde. Sie verabschiedeten sich von mir, manche mit Tränen in den Augen: „Wir werden Sie so vermissen!"

Sie überraschten mich mit Geschenken, als wollte ich heiraten: Schüsseln, Kochlöffel, Reiben und andere kleine Küchengeräte, die mich noch heute an die einzelnen erinnern. Damals bildeten sie den Grundstock für meinen künftigen Studentenhaushalt. Vor allem zeigten mir die Geber, daß sie meine Arbeit schätzten und daß sie Anteil an meinem Leben nahmen. Sie mochten mich. Hätte ich es doch früher begriffen!

Dann setzte ich noch etwas durch: wohnen in Aachen! Mama half sogar beim Renovieren meiner Studentenbude. Aus einem winzigen Zimmer schaute ich nun auf die nahen Türme der Innenstadt. Das tägliche Fahren entfiel. Mir blieb viel mehr Zeit zum Lernen.

Einmal ging meine Klasse in die „Katakomben", einen Studententreff. Ausgerechnet mit einem Fremden unterhielt ich mich besonders angeregt. Er studierte Medizin. Das interessierte mich sehr. Ich fand ihn sympathisch, und wir trafen uns mehrfach. Daß er mir zugewandt und deutlich reden mußte, störte ihn offenbar nicht. Allerdings war ich auch wieder gut im Sprechen und Absehen trainiert, seit ich die Abendschule besuchte. Seine Ansichten und auch seine Absichten unterschieden sich allerdings stark von den meinen. Ich nahm alles sehr ernst, er gerne locker, und an eine Bindung dachte er überhaupt nicht.

Von meinem Wesen her und durch meine enttäuschenden Erlebnisse als Behinderte suchte ich in einer

Liebesbeziehung aber durchaus kein Spiel. Ich wollte ein klares Ja zu meiner Person. Der Gedanke, mich nahe auf einen anderen Menschen einzulassen und dann womöglich bald beiseite geschoben zu werden, war meinem geschwächten Selbstwertgefühl unerträglich. Also zog ich mich, wenn auch mit einiger Wehmut, von ihm zurück.

Die Bekanntschaft wirkte aber in mir nach. Die vielen Gespräche festigten meine Überlegung, selbst Medizin zu studieren. Ich wünschte mir, anderen Menschen zu helfen, Menschen, die litten, die schwach waren. Am liebsten Kindern, am besten in einem der sogenannten Entwicklungsländer. Denn in Deutschland – so dachte ich trotz meiner eigenen schlechten Erfahrungen – sind die meisten Menschen medizinisch doch gut versorgt. So setzte ich mir zum neuen, hohen Ziel, Kinderärztin zu werden.

Das Studium und die künftige Berufstätigkeit würden mir kaum Freizeit lassen und also keine Gelegenheit zu Grübeleien wie früher. So ausgefüllt, könnte ich mich auch über das Alleinleben hinwegtrösten. Ich rechnete nicht damit, einen ebenbürtigen Partner zu finden, der meine Ansprüche erfüllte und mich so annähme, wie ich bin: behindert.

Aachen als Studienort schloß ich aus. Ich suchte mehr Unabhängigkeit und Selbständigkeit auch durch räumlichen Abstand von der Familie. Münster war mir gelobt worden. Es hieß aber auch, die Universität sei überlaufen und es gebe Schwierigkeiten, einen Studienplatz zu bekommen.

Einer ehemaligen Klassenkameradin meines Bruders Lukas war der Einstieg dort gelungen. Als ich wieder einmal ein Wochenende zu Hause verbrachte, suchte ich sie bei ihren Eltern auf. Sie wohnten ganz in unserer Nähe. Ich fragte sie nach den Verhältnissen an der Uni Münster und in der Stadt. Alle ihre Auskünfte klangen positiv. Sie machte mir sogar ein sensationelles

Angebot: Ich könnte im ersten Semester bei ihr unterkommen! Sie teilte eine kleine Wohnung mit einer anderen Studentin, die sich für einige Monate im Ausland aufhielt. Das waren viele bemerkenswerte Neuigkeiten an einem einzigen Tag! Und dann lernte ich bei einem Stück Kuchen auch noch ihren älteren Bruder – Franz – kennen. Er erzählte mir von der Technischen Hochschule in Aachen, wo er Maschinenbau belegt hatte.

Wenige Tage später steckte eine Karte neben meiner Zeitung im Briefkasten. Post von Franz! In der Erinnerung überkommt mich noch einmal diese federleichte Freude.

Sie begleitete mich auch in die Abiturprüfungen, die sehr gut verliefen. Endlich hielt ich das ersehnte Reifezeugnis in der Hand – ein nur schwer zu beschreibendes Gefühl. Die ungeheure Anspannung wich zu meiner Überraschung bald einer seltsamen Leere. Dann aber gewann ein neues Bewußtsein die Oberhand: Ich, die Kleine, die Unbeachtete, der Kummer der Familie, hatte mein zweites, kaum zu bewältigendes Ziel erreicht! Ich hatte nicht aufgegeben. Vier Jahre lang war ich angegangen gegen Sorge und Mißtrauen der anderen. Gegen meine eigene Müdigkeit, gelegentlich auch Faulheit, gegen alle Schwächen und Hemmungen und die durchaus vorhandene Furcht, vielleicht doch noch zu versagen. Aber geheime körperliche und seelische Kräfte hatten sich nicht aufgezehrt, sondern im Gegenteil erneuert, je stärker ich sie beanspruchte. Das Reifezeugnis – mein Loorbeerkranz nach dem Marathonlauf, so kostbar für mich!

Als die Zeilen von Franz gekommen waren, hatte ich ihm gern geantwortet, und er wieder mir. Einige Briefe gingen hin und her. Nun bat er mich um ein Treffen. Ich dachte lange nach und betrachtete mich auch eine Weile im Spiegel. „So ein hübsches Kind! Jammerschade…“, hatte ich vor Jahren jemand sagen gesehen.

Warum wollte Franz unsere Bekanntschaft vertiefen? Fand er mich hübsch? Oder interessant? Womöglich exotisch? Was suchte er in meiner Person? Eine runde Stunde hatte er neulich Zeit gehabt, mich ein wenig kennenzulernen. Meine Behinderung war offensichtlich gewesen, ja ausdrücklich Inhalt unserer Gespräche.

Mir war seine kluge und rücksichtsvolle Art sympathisch, sein rascher Verstand und sein ausgeprägter Sinn für Humor. Dazu kam: Es machte zwar den Eindruck, als gebe er sich kaum besondere Mühe, für mich deutlicher zu sprechen. Dennoch war mir sein Mundbild sofort verständlich gewesen. Welcher Gegensatz zu meinen Erfahrungen mit zahlreichen anderen Menschen.

In den Briefen hatten wir uns zunehmend unsere Pläne, Ansichten und Zukunftsträume anvertraut. Sie glichen sich auffallend. Sollte ich mich näher auf ihn einlassen? Mein Gefühl sagte: ja!

Wir trafen uns einmal, zweimal, mehrfach. Immer wieder entdeckte ich neue Seiten seines Wesens. Mein erster Eindruck aber vertiefte sich noch. Er war sowohl anspruchsvoll als auch bescheiden, klug wie liebevoll und – für mich ungemein wichtig – durch und durch zuverlässig. Kündigte er an: Ich komme, kam er. Versprach er: Das werde ich tun, geschah es. Sagte er: So etwas liegt mir nicht, unterblieb es.

Er war ein echter Partner, mit dem ich alle Fragen und Probleme besprechen konnte. Daß er hörte, war eine Hilfe und schenkte auch Sicherheit. Es gab keinen Zweifel mehr: Er mochte mich sehr, und zwar so, wie ich war, wie ich aussah, wie ich dachte, wie ich handelte – und mit meiner Behinderung! Er liebte und respektierte mich, und ich erwiderte seine Gefühle.

Trotzdem gab ich meinen Plan, in Münster zu studieren, nicht auf. Ich dachte: Wenn die Beziehung echt ist, hält sie auch die Entfernung aus. Das wird eine Bewährungsprobe! – Das winzige Pflänzchen Selbständigkeit in mir wollte wachsen und sich kräftigen. Mein Lebensweg verlangte ganz einfach diesen Schritt.

Vor Beginn des ersten Semesters machte ich in einem großen Aachener Krankenhaus für zwei Monate ein Praktikum. Das war verpflichtend für später, und ich konnte es ebensogut zu dieser Zeit ableisten. Ich wurde im Pflegedienst eingesetzt. Zu meinen Aufgaben gehörte es, die Patienten zu waschen, anzuziehen, ihnen beim Essen zu helfen und Medikamente zu verteilen. Mit vielen Kranken kam ich ins Gespräch. Bald merkte ich, daß sie zwar medizinisch gut versorgt waren, das Eingehen auf ihre seelischen, vermutlich oft auslösenden Probleme aber viel zu kurz kam. Mir ging auf, daß nicht nur in Entwicklungsländern die Menschen mehr Hilfe brauchten, als sie tatsächlich fanden. Deshalb und natürlich auch, um von Franz nicht getrennt zu werden, gab ich meinen Plan auf, später in der sogenannten „Dritten Welt" zu arbeiten. Statt dessen erwog ich, mich näher auf die Heilung seelischer Leiden einzulassen.

Bestätigung durch Leistung und Freundschaft

Papa, der mir mit Mama einen neuen Fotoapparat schenkte, platzte damals beinahe vor Stolz und erzählte es jedem Bekannten: „Meine Tochter, was die geschafft hat! Das Abitur! Es stand in Aachen sogar in der Zeitung. Und jetzt will sie auch studieren, Medizin!"

Ein unerwartetes Ereignis unterstützte meinen Plan. Großtante Adele in Westfalen überraschte mich mit einem großzügigen Geschenk: zehntausend Mark, zur damaligen Zeit schon eine recht bedeutende Summe.

In meiner Hochstimmung wollte ich spontan alles an Notleidende spenden. Papa protestierte aber so lebhaft, daß ich zögerte. Nach einem Blick in mein Sparbuch und einer nüchternen Überlegung mußte ich ihm recht geben. Die Jahre im Labor hatten mich nicht zur Millionärin gemacht. Zwar verlangte die Universität keine erheblichen Semestergebühren mehr, wie noch eine Generation zuvor. Dennoch entstanden viele Kosten durch die Anschaffung von Büchern und anderen Materialien, ganz abgesehen von der Zimmermiete und den erhöhten Ausgaben für die Lebenshaltung an einem fremden Wohnort. Ich war gut beraten, das Geld dafür einzusetzen.

Mir gefiel besonders, daß Tante Adele das Erbe zu ihren Lebzeiten vermachte. Ich konnte mich also persönlich bedanken. Das geschah während einer Reise, die ich mir nach dem Abitur leistete. Und zwar völlig allein mit dem Zug.

Ich lernte auch Münster kennen, das ich sofort ungemein anheimelnd fand. Als ich mich bei der „Zentralstelle für die Vergabe von Studienplätzen" um die Zulassung bewarb, nannte ich diese Stadt an erster Stelle. Ich hatte Erfolg und dazu Glück. Schon zum nächsten Semester wurde mir ein Studienplatz zugesprochen, und zwar genau dort. Also übersiedelte ich nach Münster – zunächst zu Franz' Schwester.

Dem Beginn der Vorlesungen sah ich freudig, aber auch mit Sorge entgegen. Im Abendgymnasium waren wir ein kleiner Kreis gewesen. Wie würde es mir in einer großen Gruppe ergehen?

Es kam viel schlimmer, als ich es mir hätte ausmalen können. Bei der Einführungsveranstaltung versammelten sich im riesigen Hörsaal mehr als dreihundert Studenten des ersten medizinischen Semesters. Ich hatte mir einen Platz in der vordersten Reihe erobert. Aber das nützte mir wenig. Der Professor ging während seines Vortrags auf und ab. Wie sollte ich dabei von seinem Mund absehen?

Ich brauchte Hilfe. In den Pausen sah ich mich um und beobachtete die anderen Studentinnen. Wen sollte ich ansprechen? Später stellte sich heraus, daß ich einen sechsten Sinn bei meiner Wahl hatte. Als ich Ulla fragte: „Darf ich mich neben dich setzen? Vielleicht muß ich schon mal nachfragen oder abschreiben. Ich bin nämlich – gehörlos!", sah sie einen Augenblick verdutzt drein. Dann nickte sie lächelnd: „Kein Problem!"

Ulla verdanke ich viel. Überall meldeten wir uns gemeinsam an. Sie war mein Rückhalt bei den Vorlesungen. So verhalf sie mir zu einem guten, ermutigenden Anfang. Wir befreundeten uns und sind es bis heute geblieben. Zu uns gesellten sich noch zwei Studenten. In diesem Viererkreis, in dem ich keinerlei Verständigungsschwierigkeiten hatte, arbeiteten wir, besprachen den Lernstoff und fragten uns gegenseitig unser Wissen ab. Das war besonders wichtig vor den Prüfungen.

Eine ausnehmend schöne Zeit! Intensive Arbeit, Selbstbewußtsein durch Leistung und die Gewißheit des Freundes im Hintergrund, dieses so liebenswerten Freundes, der zu mir stand. Zweimal in jeder Woche schrieb er mir, und von Zeit zu Zeit besuchte er mich.

Es erwies sich leider, daß mir sicher achtzig Prozent in den Vorlesungen entging. Viele Professoren hatten die Angewohnheit, „spazierenzugehen“ und sich beim Sprechen abzuwenden.

Bei Diavorträgen im Dunkeln war ich besonders hoffnungslos abgehängt. Ich entschloß mich, nur noch zu Hause zu lernen – aus Büchern und natürlich nach den Notizen, die meine Freundin in den Vorlesungen machte. Das war zwar zeitaufwendig, gelang aber sehr gut.

Die Teilnahme an den Praktika war allerdings Pflicht, zum Beispiel am Kurs in Anatomie. Als die Reihe an mich kam, Organe an einer Leiche zu präparieren, informierte ich die wissenschaftliche Hilfskraft, die zur Unterstützung der Studierenden anwesend war, über meine Behinderung. Dieser Assistent war allerdings mit mir überfordert. Immer wenn er bemerkte, daß mir etwas unklar blieb, wußte er nicht weiter. Hilflos schaute er Ulla an. Sie erfaßte schnell, was sie mir erklären mußte und wie. Entweder kurz mündlich oder durch zwei, drei aufgeschriebene Wörter oder Sätze.

Die Professoren einzeln anzusprechen und sie alle über mein Problem aufzuklären, hatte ich in diesem Massenbetrieb gar nicht erst versucht. Nur vor den mündlichen Prüfungen, wenn ich ihnen gegenübersaß, wies ich sie darauf hin. Auch legte ich das Audiogramm vor, meine schriftlich aufgezeichnete Hörkurve, die meine Taubheit bestätigte. Wir verabredeten stets, daß ich die Prüfungsfragen wiederholen durfte, um sicher zu gehen, daß ich sie richtig erfaßt hatte.

Einmal gestaltete eine Prüfung sich schwieriger als sonst. Ich sollte die Darstellung auf einem projizierten Dia erläutern, konnte aber die mündlichen Fragen in der Dunkelheit nicht verstehen. Daraufhin ließ der Professor mir die Aufgaben schriftlich geben, und nun konnte ich alles beantworten.

Als ich ihn über mein Handikap aufgeklärt hatte, zeigte sich der Professor für Anatomie beeindruckt über meinen Mut, trotzdem zu studieren. „Da zieh' ich den Hut ab!" sagte er. Die Prüfung bei ihm empfand ich wie ein interessantes Gespräch. Zum Abschluß wünschte er: „Alles, alles Gute für Ihre Zukunft!" Ich spürte, hier war jemand, der mich und mein Wollen unterstützte.

Nach vier Semestern – der vorgeschriebenen Regelstudienzeit – bestand ich das Physikum, die erste der insgesamt vier Prüfungen für Mediziner. Im selben Monat erhielt Franz in Aachen sein Abschlußdiplom. Er fand sofort eine gute Stelle – in München. Was jetzt? Natürlich wollte ich mein Studium fortsetzen. In Münster fühlte ich mich wohl. Aber wenn Franz so weit wegzog, nach München, wann würden wir uns sehen und sprechen? Es lag nahe, mit ihm zu gehen.

Heiraten galt vielen jungen Menschen als altmodisch, überflüssig und einengend. Keineswegs wollten wir uns gegenseitig einengen. Wir fühlten uns innerlich einander ganz nahe und stark genug verbunden, um an eine dauernde Beziehung zu denken. Die wollten wir nun auch wirklich leben.

Lange Zeit hatte ich mich danach gesehnt, von der Gemeinschaft angenommen zu sein. Gerade ich wußte, daß jeder Mensch dessen bedarf. Darum mochte ich jetzt nicht so handeln, als seien Franz und ich allein auf der Welt. Wir wollten unseren Entschluß durch standesamtliche und kirchliche Trauung bezeugen und öffentlich Verantwortung übernehmen für uns und die Kinder, die wir vielleicht einmal haben würden. Und wir wollten Gott um seinen Segen bitten, Franz und auch ich.

Der Glaube war mir, trotz aller drängenden Fragen, über die Jahre geblieben. Mit dem Erleben im kirchlichen Raum hatte ich allerdings meine Schwierigkeiten gehabt. Jetzt holte Franz mich endgültig zurück.

Eines Sonntags ging er gemeinsam mit mir zur Messe und gleich in die vorderste Reihe. So konnte ich das Geschehen am Altar verfolgen. Er schlug mir im Gebetbuch die Lieder zum Mitlesen auf. Und als sei es absolut selbstverständlich, hatte er ein Blatt Papier zur Hand und notierte knapp, was gesprochen wurde, damit mir nichts Wichtiges entging. Diese Idee war – außer unserem Pfarrer in der Heimatgemeinde – vor ihm niemandem gekommen. Solche Erlebnisse wertete ich inzwischen nicht mehr als Zufall. Ich war sicher geworden: Gott hatte mich nicht vergessen.

Glück erfüllte mich. Mein Traum vom echten Angenommensein, von Geborgenheit und Geliebtwerden erfüllte sich. Am Tag vor der Hochzeit aber warnte ich Franz noch einmal: „Du weißt, du mußt meine Behinderung mit allen Folgen akzeptieren! Nimmst du sie ein Leben lang an? Wenn du doch Angst davor hast, wenn du dich doch meinetwegen schämst – dann verstehe ich das sogar und gebe dich heute noch frei!" Bange Momente. Aber Franz war eben Franz. Er traute sich – gegen alle Zweifel, die ich oft in den Gesichtern anderer gelesen hatte.

Wir trauten uns! Mit Verwandten und Freunden gestalteten wir ein wunderschönes Fest in meiner heimatlichen Pfarrkirche, mit jenem verständnisvollen Pastor, und anschließend in meinem Elternhaus. Mama war so lieb gewesen, mir ein Kleid genau nach meinen Wünschen zu nähen. Auch mein Kranz aus roten Rosen, kleinen weißen Chrysanthemen und Kornblumen, entsprach ganz meiner Vorstellung. Die reinen Farben der Blüten sollten Klarheit und Offenheit ausdrücken. Papa und Mama zählten zu den besonders Glücklichen an jenem Tag. Sie erlebten, was sie wohl kaum zu hoffen gewagt hatten. Und die Hauptsorge für mich trug nun Franz.

Rückhalt im Dasein durch Liebe

In München-Schwabing begannen wir unser gemeinsames Leben. Die Wohnung war bescheiden ausgestattet, jedes Zimmer klein. Dafür hatten die Fensterrahmen breite Spalten, durch die der Wind kräftig blies. Dennoch waren wir glücklich.

Bei aller Freude an diesem spannenden Neuanfang stieß ich doch auch auf neue Schwierigkeiten. Im privaten Bereich mußten wir uns noch mehr aufeinander einstellen. Ich vernehme ja nicht, wenn eine Stimme zärtlich leiser wird. Und bei Kerzenschein oder im Licht des Mondes ist es mir unmöglich, ein Mundbild zu erkennen. Wir erfanden aber für uns klare Signale der Liebe.

Im übrigen, noch fremden Umfeld mußte vieles geregelt werden, vorwiegend von mir, denn Franz arbeitete den Tag über. In jedem Geschäft, auf jedem Amt, bei jeder Auskunft, die ich einholen wollte, mußte ich meine Behinderung erklären. Meistens erfuhr ich die gleiche Reaktion: Betroffenheit, Nicken, einige Minuten guten Willens, dann Vergessen. Vielleicht ist es auch schwierig, die Radikalität meiner Hörbehinderung zu begreifen, weil mein Sprechen recht normal klingt, wie es mir jedenfalls häufig bestätigt wird.

Hin und wieder vergaß selbst Franz mein Handikap. Wir wohnten erst kurz in Schwabing, als er mit mir zu einer Feier seiner Firma eingeladen wurde. In dem großen Raum trafen wir viele Gäste an. Musik aus mehreren Lautsprechern schmerzte sofort als Krach in meinen Ohren. Immer wieder machte mich Franz mit mir fremden Firmenangehörigen bekannt. Es war unmöglich, jedem meine Behinderung zu erläutern. Unmöglich, die Gesprächshäppchen zu verstehen. In dieser Gesellschaft fühlte ich mich gar nicht wohl und eher überflüssig.

Ich trage mein Hörgerät, um ein wenig an der Ton-Welt der Hörenden teilzunehmen. Sehr, sehr selten nutze ich den einzigen echten Vorteil, den es mir bietet: Muß ich mich – wie bei Prüfungsarbeiten – konzentrieren, dröhnt ein Bagger vor der Haustür, quält mich Kindergeschrei oder überlaute Musik, dann schalte ich ab! So auch an jenem Abend. Sofort umgab mich wenigstens beruhigende Stille.

Gutwillig sah ich zu, wie mehrere Kollegen Franz festhielten und in ein Fachgespräch verwickelten, so rasch und lebhaft, daß ich gar nichts verstand. Dann schienen sie sich amüsante Geschichten zu erzählen, denn sie lachten miteinander. Einige Damen standen dabei und schwiegen wie ich. Andere unterhielten sich in kleinen Gruppen oder durch Zurufe quer durch den Raum; ich erfuhr nicht, worüber. Eine ganze Weile erfaßte ich keinerlei Zusammenhänge. Endlich wandte Franz sich einmal nach mir um und nahm mein gefrorenes Lächeln wahr. Beschämt, daß er mich unter den Fremden alleingelassen hatte, entschuldigte er sich. Den Rest des Abends bemühte er sich, mich mehr an den Gesprächen teilhaben zu lassen. Er wiederholte Wichtiges für mich so, daß ich es vom Mund absehen konnte. Langsam ging es mir besser.

Nach dieser zwiespältigen Erfahrung einigten wir uns darauf, daß ich in Zukunft gemeinsame Einladungen nicht immer annehmen würde. Wenn ich in größeren Gesellschaften zahlreichen Fremden für nur wenige Minuten gegenüberstehe, lohnt es sich nicht, über die Hörbehinderung zu sprechen und Verständnis zu suchen. Außerdem sehe ich den Menschen oft an, daß sie sich damit nicht beschäftigen möchten. Da sitze ich lieber behaglich zu Hause und lese ein Buch. Dennoch verbleibt hier für mich ein großes Problem. Im Grunde suche ich die Begegnung mit anderen Menschen und wünsche mir lebhaft Anregungen außerhalb des Alltags.

Als Franz seinen Einstand mit einigen Kollegen etwas verspätet bei uns zu Hause feiern wollte, bauten wir bewußt vor. Um Gespräche in Ruhe zu ermöglichen, kamen nur wenige engste Mitarbeiter in Frage. Franz erinnerte vorher ausdrücklich an meine Behinderung. Die Gäste erschienen, einige verlegen, ohne recht zu wissen, wie sie mit mir umgehen sollten. Aber Franz blieb ständig in meiner Nähe und gab mir helfende Hinweise. Meine Nervosität legte sich. Ich machte mir klar, daß ich die Gastgeberin war, daß es diesmal viel auf mich selber ankam. Also überwand ich meine Befangenheit. Neben Franz hob ich mein Glas und sagte, ehe wir einander alle zuprosteten, laut und deutlich: „Meine lieben Gäste, ich bin gehörlos. Machen Sie mir die Freude, wenden Sie mir bitte beim Reden Ihr Gesicht ganz zu, und sprechen Sie langsam und deutlich! So kann ich die Worte von Ihren Lippen ablesen!" Ich bemerkte Erleichterung in den Mienen. Das Problem war offen angesprochen und die mögliche Lösung gleich mitgeliefert. Tatsächlich gaben die Anwesenden sich viel Mühe – zunächst. Aber der Eifer ließ, wie gewöhnlich, bald nach.

Franz als Hausherr sorgte sich um das leibliche Wohl der Gäste, kümmerte sich um das Buffet, holte Nachschub aus dem Kühlschrank und wurde zwischendurch immer wieder angesprochen. Dadurch drehte er mir oft den Rücken zu. Das ergab sich völlig natürlich, ich sah es ein. Und dennoch kränkte es mich. Wieder verstand ich fast nichts, und das in unserer eigenen Wohnung! Ich kämpfte mit den Tränen. Dann siegte meine Vernunft. So ist es nun einmal, sagte ich mir: Ich bin behindert und kann nicht problemlos an allem teilnehmen. Bei diesen Leuten und besonders bei Franz liegt gewiß kein böser Wille vor. Viele Nachteile muß ich einfach hinnehmen. Das andere aber liegt bei mir! An der Erfüllung eines Wunsches muß ich selbst mitwirken. Ich selbst kann am besten die Unsicherheit der Gäste und mein eigenes Inseldasein aufbrechen. Jetzt gehe ich auf die einzelnen zu und spreche sie an. Ich frage sie nach ihren beruflichen Tätigkeiten, ihren Kindern, ihren Liebhabereien, ihren Reisen... Dann kenne ich von vornherein die Gesprächsthemen. Das erleichtert ja das Absehen vom Mund entscheidend.

Also, gedacht – getan! Und es wurde wirklich ein höchst gelungener Abend. Auch ich kam voll auf meine Kosten. Am anderen Tag bedankten die Kollegen sich noch einmal ausdrücklich bei Franz. Sie lobten meine Kochkünste und hoben besonders hervor, daß es zu guten Gesprächen gekommen sei, und zwar, „weil Ihre reizende Frau so offen auf alle zugegangen ist!"

Das war mir Balsam und Bestätigung. Von nun an sagte ich mit mehr Mut mein Sprüchlein in noch unbekannten Runden. Und wenn man mich dennoch und zu lange vergaß, brachte ich mich mit einem Scherz in Erinnerung. Das stärkte mein Selbstbewußtsein und brachte mir zumindest viele Teilerfolge. Wenn Franz mir bei späteren Gelegenheiten verriet, daß er oft in der allgemeinen Lautstärke auch nichts verstand, konnte ich darüber lachen.

Die medizinische Fakultät in München gehört zur „Technischen Universität". Als ich mich einschreiben wollte, erwartete mich eine herbe Enttäuschung. Erst im nächsten Semester würde ich beginnen können. Allzu viele Studenten drängten hierher, in die „heimliche Hauptstadt Deutschlands".

Bestimmt reagierte ich übertrieben, aber es erschien mir wieder wie eine Absage an meine Person. Ich litt darunter. Franz sah das entspannter: Es gab nun einmal notwendige Begrenzungen der Studentenzahlen, und was machte denn ein halbes Jahr aus innerhalb eines ganzen Lebens?

Überhaupt lernte ich durch ihn vieles anders zu betrachten als bisher. An einem der ersten Samstage zum

Beispiel übernahm er den Einkauf. Ich begann, die Wohnung auf Hochglanz zu bringen, eingedenk eines dringenden Rates meiner Mutter: „Jede Woche samstags mußt du alles putzen!“

Als Franz zurückkehrte, starrte er mich ungläubig an: „Schau mal nach draußen! An einem so schönen Tag willst du im Haus bleiben? Komm, laß alles liegen! Das machen wir heute abend zusammen.“

Er breitete vor mir den Stadtplan von München aus und drückte mir einen Bleistift in die Hand: „So, ich halte dir gleich die Augen zu, du läßt deine Hand kreisen und stichst dann zu!“ Als ich die Augen wieder öffnete, entzifferten wir an der Stelle, die ich „blind“ getroffen hatte: „Nymphenburg“.

Wir ließen wirklich alles stehen und liegen und nahmen die Straßenbahn nach Nymphenburg. Wir waren sehr beeindruckt von diesem großen Schloß mit seinen Seitenflügeln, den zahlreichen, prachtvoll eingerichteten Räumen und von den „Burgen“ im malerischen Park und freuten uns an den herbstlichen Bäumen und ihren farbigen Spiegelungen im Wasser. In der warmen Sonne rasteten wir auf einer Bank. Wir blinzelten in den Himmel oder folgten mit den Blicken Vogelschwärmen und einzelnen Spaziergängern. Später genossen wir ein gutes Essen in einem gemütlichen Lokal.

Ich hatte vergessen, daß außer Arbeit auch anderes den Tag füllen kann, erfüllen kann mit entspannendem Müßiggang. Abends fehlte uns die Lust zum Putzen gänzlich. Wir erledigten nur das Allernötigste und standen noch eine ganze Weile auf unserem Balkon. „Bei einem solchen Sternenhimmel kannst du nichts anderes tun, als hochschauen, auf Sternschnuppen warten und dir etwas wünschen“, behauptete Franz.

Ich lernte, in manchen Situationen dem Schönen den Vorzug vor selbstauferlegten „Pflichten“ zu geben. Regelmäßig an den Wochenenden erwanderten wir uns nach und nach die Stadt und ihre Umgebung. An Regentagen besuchten wir Museen, oder wir lasen. Manchmal hörte Franz Musik mit Kopfhörer. Gern kochten wir gemeinsam umfangreichere Mahlzeiten und weihten der Reihe nach unsere Hochzeitsgeschenke – Geschirr und Gläser – ein. Für mich war diese Lebensweise ungewohnt. Aber ich fühlte, daß sie auch ihre Berechtigung hatte und mir wohltat.

Natürlich wollte ich meine Zeit nicht verplempern. Also nutzte ich sie vor allem, um die Zimmer fertig einzurichten. Ich durchstreifte die Stadt und suchte in Schaufenstern nach Anregungen. In Gedanken und in Wirklichkeit „schnitt" ich dann die Angebote auf unseren Geschmack und unseren Geldbeutel zu. Besonders viele Stunden verbrachte ich damit, alle nötigen Gardinen, Vorhänge und Tischdecken zu nähen. Sogar Kleidungsstücke für Franz und mich entstanden an der Nähmaschine unter meinen Händen. Obendrein strickte und häkelte ich Geschenke und überraschte auch durch ein selbstgebasteltes Album mit eigenen Fotos. Franz bewunderte meine Fähigkeiten immer wieder. Er hieß es auch gut, daß ich in der Stadt stundenweise eine Gruppe von Kindern mitbetreute, deren Eltern zum Einkauf unterwegs waren. Alles, was ich tat, war ihm wichtig. Das half mir, alte Wunden langsam verheilen zu lassen.

Bewährung täglich von neuem

Endlich durfte ich mein Studium wieder aufnehmen. Bei den täglichen Fahrten zur Uni bedrückte mich der Anblick der Punker, Penner, Alkoholiker und Drogensüchtigen, die ich in nie zuvor gesehener Anzahl besonders an der „Münchener Freiheit" traf.

Insgesamt brachte mir der Neubeginn nur einen Bruchteil der Freude, der Kontakte und des Verständnisses wie in Münster. Einen so hilfsbereiten Menschen wie Ulla fand ich nicht. In diesem Mammutbetrieb schienen alle nur an sich zu denken. Wenn ich Fragen hatte, mußte ich immer wieder jemand anderen ansprechen. Lange dauerte es, bis ich mich in den großen Gebäuden nicht mehr völlig fremd und verloren fühlte.

Verloren fühlte ich mich oft auch an anderen Orten. An einem Morgen zum Beispiel, als ich mit der Straßenbahn zur Uni fuhr, hielt diese plötzlich auf offener Straße, fern jeder Haltestelle. Die Fahrgäste stiegen allesamt aus. Nur ich blieb zurück. Zunächst wunderte ich mich über diesen ungewöhnlichen Vorfall. Dann wurde ich unruhig, denn die Bahn fuhr nicht weiter. Ich stand auf, schaute aus der Tür und sah den Grund für den unplanmäßigen Halt. Vor uns arbeiteten Männer an den Schienen, vermutlich, um einen Schaden auszubessern. Hinter der Baustelle fuhr gerade eine Straßenbahn ab, in die die anderen Leute umgestiegen waren. Sicher waren sie über den Lautsprecher dazu aufgefordert worden. Natürlich kam ich jetzt viel zu spät. Wieder ein Erlebnis, das mir meine in immer neuen Situationen entstehende Hilflosigkeit bewußt machte: Störungen für mein langsam wachsendes Selbstvertrauen.

Es gab aber weit schlimmere Rückschläge. Einmal befand ich mich in einer Gruppe von Studenten unter der Leitung eines jungen Arztes. Ich konnte ihn kaum verstehen. Schließlich bat ich ihn, auf meine Hörbehinderung etwas Rücksicht zu nehmen. Was antwortete er? „Wenn Sie nicht gut hören, warum sind Sie dann überhaupt hier?"

Ich fühlte mich hinterher wie geschlagen und gedemütigt. Sicher wäre es besser gewesen, ich hätte ihn zeitig vorher über meine Situation unterrichtet. Aber sein Verhalten erschien mir typisch für den Geist an der Uni, wie ich ihn empfand, und auch für die Einstellung vieler anderer Menschen, die nicht behindert sind oder nie ernsthaft krank waren. Ihnen mangelt es an Einfühlungsvermögen und natürlich auch an einführendem Wissen. Dadurch werden Behinderte bewußt oder unbewußt ausgegrenzt.

Sehr bestürzend begegnete mir das auch bei dem amerikanischen Film über Gehörlose mit dem Titel: „Gottes vergessene Kinder", den Hörende begeistert lobten.

Ich ging also hin. Was fand ich vor? Die Gebärden der Gehörlosen, die weltweit nicht einheitlich sind, wie fälschlicherweise immer wieder angenommen wird, blieben mir unverständlich. Untertitel, die ich hätte lesen können, gab es nicht. Die englische Sprache von den Lippen der Schauspieler abzulesen, gelang mir nur bei wenigen Wörtern. Für Hörende mag der Film eindrucksvoll sein. Mir versetzte er einen Schock. Denn die Leute, die ihn nach Deutschland holten, haben Betroffene wie mich einfach vergessen. Dabei geben sie im Titel vor, ihrer ausdrücklich zu gedenken.

Ich fühlte mich nach der Filmvorführung ausgeschlossen wie in schlimmen vergangenen Zeiten. Bin ich überempfindlich? Aber wer möchte denn einen besonderen Film über das Hauptproblem seines eigenen Lebens nicht auch verstehen können? Jedenfalls ging ich nach Hause und weinte lange.

Noch etwas fand ich problematisch. Im Mittelpunkt des Films steht eine gehörlose junge Frau, die es ablehnt, jemals zu sprechen. Sie will sich nur in der

Gebärdensprache äußern. Dasselbe erwartet sie unerbittlich von ihren Mitmenschen. Diese Haltung lehne ich für mich ab. Wie kann ich im Interesse unserer Minderheit verlangen, daß alle anderen die Gebärdensprache beherrschen? Damit grenze ich mich selber aus. Selbstverständlich muß es das unangefochtene Recht der Gehörlosen sein, sich miteinander in ihrer besonderen Sprache zu unterhalten, diese zu pflegen und weiterzuentwickeln. Auch betrachte ich es als ernste Verpflichtung, Gehörlosen, wo immer es notwendig ist, Gebärdensprachdolmetscher zur Seite zu stellen. Und alle Hörenden, die die „Deutsche Gebärdensprache" erlernen, wirken mit, die Brücke zwischen Gehörlosen und Hörenden tragfähiger zu machen. Aber ich bin gegen eine Nötigung dazu. Es ist für Hörende ausgesprochen schwierig, diese völlig eigenständige Sprache zu erlernen. Denn sie unterscheidet sich nicht nur in ihrer äußeren Erscheinung – der Gebärde –, sondern auch in der Bildung der Begriffe, in der Grammatik und im Satzbau grundlegend von unserem gesprochenen und geschriebenen Deutsch.

Sehr hilfreich, und wegen der engen Bindung an die deutsche Sprache auch für Hörende leichter mitzuvollziehen, finde ich Gebärden, die das Sprechen begleiten und damit das Absehen vom Mund und das Verstehen wesentlich erleichtern: die sogenannte „Lautsprachbegleitende Gebärde". Und das „Fingeralphabet", bei dem besondere Stellungen der Finger einer Hand jeweils einen Buchstaben des Alphabets darstellen, kann das richtige Auffassen von seltenen Begriffen, Fremdwörtern und Eigennamen unterstützen und sichern.

Für mich ist jedenfalls klar: Ich will möglichst selbständig im Kreis der Hörenden leben, und sei es noch so mühsam. Würde ich nur die Gebärdensprache beherrschen, wäre mir das verwehrt.

Damals, bei jenem Erlebnis mit dem jungen Arzt an der Uni, hätte ich mich ohne Franz erneut bitter einsam gefühlt. Aber es gab ihn ja! Er baute mich immer wieder seelisch auf. Als ich aus Enttäuschung mit dem Gedanken spielte, mein Studium an den Nagel zu hängen, gelang es ihm, mich erneut zu motivieren. Er spornte mich an, und ich legte mich ins Zeug. Nach drei Semestern in München bestand ich den zweiten Teil des Examens.

Eines Tages traf ich einen Professor wieder, der mir schon anfangs bei der Studienberatung in München verständnisvoll begegnet war. Ihn bat ich um ein Thema für die Doktorarbeit. Er schlug mir vor: „Wirkung von Bakterienextrakten bei chronischer Bronchitis". Auch veranlaßte er, daß ich für eineinhalb Jahre als wissenschaftliche Hilfskraft mit einer monatlichen Vergütung von 600 Mark angestellt wurde.

Eine Gruppe von Patienten erhielt ein zu prüfendes Medikament. Dreimal untersuchte ich in zeitlich festgelegten Abständen dessen Wirkung. Bei den Laboruntersuchungen kam mir meine Erfahrung von früher zugute. Als Ergänzung zur schriftlichen Auswertung der Befunde zeichnete ich übersichtliche Tabellen.

Nach drei Semestern konnte ich dem Professor die Endergebnisse vorlegen. Er zeigte sich sehr zufrieden und bewertete meine Doktorarbeit mit „magma cum laude" („mit großem Lob"). Entgegen sonst üblichen Gepflogenheiten nannte er mich von da an bei seinen Vorträgen über dieses Thema im In- und Ausland seine Mitarbeiterin.

Beruflich ging es also aufwärts. Privat traf mich etwas völlig Unerwartetes. Ich hatte mich eine ganz kurze Zeit gefragt, ob ich womöglich schwanger sein könnte. Da erlitt ich eine Fehlgeburt. Für mich war das nicht ein Ereignis, das eben so passiert, sondern bedeutete – in Erinnerung an meine Behinderung durch eine lebensgefährliche Krankheit – die zweite Begegnung mit dem Tod ganz unmittelbar. Es erschütterte mich stark. Ich benötigte eine längere Phase, um mit diesem ungewollten Geschehen in meinem Körper umgehen zu können.

Bei einer späteren Vorsorgeuntersuchung fand der Arzt, daß bei mir gynäkologisch nicht alles in Ordnung war. Der Befund ließ sogar fürchten, daß ich in einigen Jahren keine Kinder mehr bekommen könne. Auch das traf mich hart. Ich empfand es als eine weitere Behinderung. „Warum immer ich?“ fragte ich mich niedergedrückt. Gab es nicht schon so viele Prüfungen in meinem Leben? Immerhin, letzten Endes hatte ich sie bestanden. Sie hatten meine Erfahrungen gemehrt und mir bewiesen, daß ich mehr Kraft besaß, als ich ahnte. Diese Überlegung gab mir neuen Mut.

Zwei Arten der Behandlung wurden mir vorgeschlagen: entweder ein volles Jahr hindurch hohe Hormongaben mit ihren sämtlichen unwägbaren Risiken – oder eine Schwangerschaft. Sie würde auf natürlichem Wege meinem Körper alle nötigen Hormone zuführen.

Ich befand mich mitten im Studium. Unseren Wunsch nach Kindern hatten wir erst anschließend verwirklichen wollen. Aber unter diesen Umständen entschlossen wir uns denn doch für ein Kind zum gegenwärtigen Zeitpunkt.

Eines Tages war ich sicher: Ich war schwanger! Ich stellte mich auf meinen Zustand ein, lebte bewußt gesund und hielt Streß von uns fern. Auch ging ich zu jeder angebotenen ärztlichen Kontrolle. An die Ultraschall-Untersuchung der siebten Woche erinnere ich mich genau. Ich schaute immer angestrengter auf den Bildschirm. Dann rief ich aus: „Herr Mayer, sind das nicht – Zwillinge??“ – Er starrte mit mir auf eine schwärzliche Stelle. Darin schlugen, winzigen Sternen ähnlich, deutlich zwei kleine Herzen. „Ja“, bestätigte er, „Sie haben recht! Sie kennen sich aber schon gut aus!“

Zu Hause mußte ich mich erst einmal setzen. Nachwuchs bedeutete eine große Veränderung in unserem

Leben. Aber gleich zweimal? Wie sollte ich denn das bewältigen?

Abends empfing ich Franz mit den Worten, es gebe eine Neuigkeit. Er nahm sie gut auf! Ja, er freute sich und war voller Optimismus: Das würden wir schon schaffen!

Glücklicherweise fühlte ich mich ausgesprochen wohl. Dieser Zustand sollte durch nichts gefährdet werden. Die Fehlgeburt war mir noch sehr gegenwärtig. Also sagten wir alles ab, was mich überanstrengen konnte. Dazu gehörten auch aufschiebbare Besuche, zum Beispiel die unserer Eltern. Das führte bei ihnen zu erheblichen Verstimmungen. Es bedrückte uns zwar, aber wir sahen uns nicht in der Lage, es zu ändern.

Natürlich setzte ich alle meine freien Kräfte für das Studium ein. Ich erreichte es auch, sämtliche „Scheine" für den dritten Teil des Examens zu erhalten, und empfand große Zufriedenheit.

Der Tag der Entbindung kam. Mit Kaiserschnitt mußten unsere kleinen Mädchen geholt werden. Es ging mir nicht besonders gut, und die Kinder waren winzig. Sie sollten unbedingt drei Wochen unter ärztlicher Aufsicht im Krankenhaus bleiben. In unsere große Freude mischten sich so zugleich Sorgen.

Schließlich durften wir sie holen und waren nun eine richtige Familie – in einem neuen, schöneren Zuhause außerhalb von München, wo Franz eine andere, bessere Stelle gefunden hatte.

Nun luden wir auch die Verwandten ein. Besonders meine Eltern erlebten ihre ersten Enkel tief gerührt. Auch respektierten sie von da an ohne Widerspruch, daß ich erwachsen war, daß ich ein eigenes Leben führte und daß ich Entscheidungen selbst traf und verantwortete.

Was meine Ausbildung anbelangte, fehlte mir nur noch ein gutes Jahr. Nach dem wichtigen Abschluß könnte ich die Zusatzausbildung zur Nervenärztin und

Psychotherapeutin für hörbehinderte Kinder und Erwachsene anknüpfen. Diese Möglichkeit erschien mir in der letzten Zeit immer naheliegender. Mir war klar: Als praktische Ärztin, die Herztöne abhört, Lungengeräuschen nachhorcht, oft um telefonischen Rat gebeten wird, würde ich mich nicht niederlassen können. Als Therapeutin für Hörgeschädigte und deren Angehörige aber wäre ich in der Lage, alle meine persönlichen Erfahrungen einzubringen. Daß es darin großen Bedarf gab, wußte ich seit der Begegnung mit einer schwerhörigen Ärztin, die eine Klinik-Abteilung für Hörgeschädigte mit seelischen Problemen leitet.

Insgesamt also stand ich kurz vor dem Ziel. Es fiel mir schwer, aber ich entschloß mich, für drei Jahre auszusetzen. Wie hätte ausgerechnet ich, die im Elternhaus so vieles vermißt hatte, den eigenen Kindern nicht meine ungeteilte Zuwendung schenken sollen? Die Kleinen brauchten mich, und ich wollte für sie dasein. Eine Halbtagsstelle für Franz ließ sich leider nicht verwirklichen. Er half zwar, wo er konnte, aber es war nur selten möglich.

Mein Leben veränderte sich total. In den letzten Jahren war ich meist täglich aus dem Haus gegangen, unter andere Menschen gekommen. Engere Kontakte blieben in der Münchener Zeit bescheiden. Aber immerhin erhielt ich für meine Tätigkeit ein positives Echo, schriftlich durch die Benotung und mündlich durch mancherlei ausgesprochenes Lob.

Nun blieb ich vorwiegend im Haus bei anstrengender Kleinarbeit, die sich durch die Zwillinge verdoppelte. Lob für das Windelwechseln, Waschen und all die übrigen notwendigen Handgriffe Tag für Tag mußte ich mir meistens selber spenden. Aber natürlich sah ich meine Belohnung und die Entschädigung für vieles auch im entspannten Schlaf der Kleinen, in ihrem zufriedenen Lallen und bald in ihrem fröhlichen Lächeln und Kuscheln.

Ich hätte allerdings dauernd einschlafen können, so viel Körper- und Nervenkraft kosteten mich die oft schreienden Bündel rund um die Uhr. Dennoch habe ich von Anfang an versucht, positiv zu denken: Sie sind gesund, welches Geschenk! Und wir haben sie gewollt!

Die allererste, besonders schwierige Zeit ging vorbei. Die Zwillinge lernten Krabbeln, Stehen, Laufen und die ersten Worte und Sätze zu sprechen. Ich bin so dankbar und darf Franz' Versicherung glauben: Trotz all der Jahre der Behinderung spreche ich so deutlich, daß die Kinder ihre Muttersprache bei mir erlernen können. Und bei kleinen Problemen hilft Franz ihnen weiter. Ich allerdings werde ihr Sprechen nie, niemals normal hören.

Die durch mich gesetzte Frist von drei Jahren verstrich, und die nächste Zukunft war genau geplant. Die Zwillinge besuchten einen ausgezeichneten Kindergarten. Ein zuverlässiges junges Mädchen betreute die beiden einige Stunden in der Woche bei uns zu Hause. So fand ich genügend Zeit für die Familie und auch für anderes: Ich las wieder intensiv in meinen Fachbüchern und hielt wöchentlich mehrere Nachtwachen im Krankenhaus. Das, dachte ich, sei eine passende Vorbereitung auf den Wiedereinstieg ins Studium und ins Praktische Jahr, das ich wenige Monate später beginnen wollte.

„Doch mit des Geschickes Mächten ist kein ew'ger Bund zu flechten" – um etwas pathetisch noch einmal mit Schiller zu sprechen. Franz' Firma, die sich so blendend entwickelt hatte, geriet in Schwierigkeiten. Das hieß für uns, schleunigst eine andere Stelle zu suchen. Nach einer höchst unruhigen, aufregenden Zeit fiel die Entscheidung. Franz fand etwas sehr Passendes, aber – wir mußten das schöne Bayern verlassen. Lebe wohl, Kindergarten! Ade, gerade gewonnene Bekannte unter Nachbarn, Kollegen, Kindergarteneltern und im Gehörlosenverein, dem ich mich vor kurzem angeschlossen hatte. Auch die gewisse Vertrautheit und Beziehung zur Münchener Universität mußte ich zurücklassen. Immerhin gab mein Doktorvater mir von sich aus ein Empfehlungsschreiben mit. Vielleicht hilft es mir demnächst weiter.

Ja, und nun leben wir hier am Bodensee. Es gefällt uns gut. Aber es ist mühsam, etwas Neues aufzubauen und Wurzeln zu schlagen, unter veränderten Bedingungen ein Haus mit Garten zu gestalten, alle nötigen Ämter, Ärzte und Geschäfte ausfindig zu machen, neue Bekannte und vielleicht sogar Freunde zu finden – und natürlich Kindergartenplätze! Zur Zeit besteht keinerlei Aussicht. Also bin ich vorläufig fest an die Familie gebunden. Zum Glück fanden die Kleinen sofort liebe Spielkameraden in der Nachbarschaft. Wir Mütter haben eine Absprache getroffen: Einmal spielen unsere Zwillinge bei diesen anderen Kindern, einmal treffen sich alle bei mir. Heute ist mein freier Vormittag.

Ich hatte ihn mit Nähen von Kinderkleidung nutzen wollen, aber das kann durchaus warten. Diese Rückschau heute war wohl einfach fällig. Fünfundzwanzig Jahre danach. Nach jenem Einschnitt in mein Leben.

Ich schaue auf meine Tagebücher. Zuunterst liegt das rote, erste, aus jenen Wochen im Krankenhaus. Ein unsichtbarer roter Faden zieht sich durch alles, was ich niederschrieb: Daß Behinderte sich nach der Gemeinschaft mit den Nichtbehinderten sehnen, und daß sie ebenso wertvoll sind wie andere Menschen. Darum habe ich, tröstlich begleitet von einzelnen, dauerhaften Freundschaften, gekämpft, und weil es mir möglich war, wollte ich es zusätzlich durch Leistung beweisen. Ich glaube, ich habe es bewiesen. Deshalb wohl ist mir mein Doktortitel heute nicht mehr wirklich wichtig.

Wir Behinderte sind von Wesen und Charakter her genauso verschieden wie völlig Gesunde. Wir alle bemühen uns, das Leben zu meistern, an den unterschiedlichsten Plätzen. Ich habe meinen Platz gesucht.

Mit allen Behinderten erwarte ich Respekt und Anerkennung als der Mensch, der ich bin, einzigartig wie jeder, der lebt.

Noch steht meine Verpflichtung als Mutter für mich im Vordergrund, dahinter erst kommt mein Beruf, als Auswirkung meiner persönlichen Erfahrung. Ich möchte meinen Zwillingen die beste Kindheit schenken, die ich mir für sie vorstellen kann. Mit viel Zuwendung, viel Aufmerksamkeit, viel, viel Zeit – bis ich sie loslassen muß.

Zahlreiche Leute haben meine Entscheidung, vorläufig zu Hause zu bleiben, nicht verstanden. Ich halte sie noch immer für richtig. Auch entwickelt sich aus meinem Geben schon ein Geben auf Gegenseitigkeit. Die Kinder verstehen inzwischen meine Behinderung. Und manchmal, wenn ich ein Auto noch nicht sehe, sie es aber bereits hören, hält mich eines am Bordstein zurück. Oder wenn jemand zu undeutlich spricht, schüttelt mindestens ein Zwilling mißbilligend den Kopf und wiederholt mir die wichtigsten Worte.

In unserem Zusammensein habe ich auch erfahren, wie anstrengend selbst ein glückliches Familienleben ist an jedem einzelnen Tag. Kommen außergewöhnliche Belastungen hinzu, wie es bei meinen Eltern die schwierige Oma war, und dann noch ein behindertes Kind, sind Vater und Mutter nicht nur von den Problemen her, sondern auch, was ihre körperlichen Kräfte angeht, überfordert. Inzwischen begreife ich das viel besser und also auch Mama und Papa.

Gewiß, würde eines meiner gesunden, fröhlichen Mädchen plötzlich behindert sein, ich wäre tief, tief traurig. Aber ich würde sagen: „Wir müssen eine neue Einstellung zueinander suchen, die die Behinderung immerfort einbezieht! Vor allem wollen wir das Kind annehmen – wie es ist."

Im Gegensatz zu Papa und Mama gehöre ich einer Generation an, die viel eher bereit ist, Probleme offen auszutragen. Und ich erkenne manches durch die Brille meiner eigenen bitteren Erfahrung. Sie hat mich hellsichtiger gemacht für die Probleme der Mitmenschen. Nicht nur bei ähnlich Betroffenen im Gehörlosenverein, auch während meiner Nachtwachen bei völlig Fremden im Krankenhaus und erst recht im Bekanntenkreis haben mir zunehmend mehr Menschen ihr Herz geöffnet. Ich gebe ihnen die Zeit dazu und mein Verständnis, oder ich nehme sie einfach an, wie sie sind. Das ist so gewachsen im Laufe der Jahre. Ohne das könnte ich auch nie eine wirklich gute Therapeutin werden – falls ich es denn tatsächlich erreiche.

Durch meine eigene veränderte Einstellung ist mein Verhältnis zu Mama heute richtig gut geworden, mehr eines von Frau zu Frau. Es ist mir sogar gelungen, mit dem schwerkranken Papa vor seinem Tod doch noch ins Gespräch zu kommen. Ich habe ihn weinen sehen, zum ersten Mal in meinem Leben. Er konnte mir nicht mehr alles anvertrauen, was ihn bewegte. Aber ich spürte, daß er mich um Verzeihung bitten wollte für sein mir oft unverständliches, mich tief kränkendes Verhalten früher. Und ich konnte ihm vergeben.

Es hat mich selbst befreit. Es war, als zersprängen eiserne Bänder, die mein Herz umklammert hielten. „...und vergib uns unsere Schuld, wie auch wir vergeben unsern Schuldigern...“

Ich mag das Bild vom Leben als einem Weg. Mein Weg begann aufsteigend und stürzte jäh ab. Seitdem führt er in engen Kurven oder weiten Windungen stetig bergan. Ganz oben, hinter dem Gipfelkreuz, wartet Gott auf mich. Wenn ich eines Tages unsäglich müde angekommen bin – er fängt mich auf.

Ich denke, dieser Tag ist noch fern und der Weg dahin noch weit. Ich möchte ihn auskosten – ganz und gar. Obwohl ich weiß, daß er anstrengend ist und ich mich jede einzelne Stunde von neuem bewähren muß, mehr als die meisten anderen Menschen. Denn meine Behinderung ist keine Krankheit, die für eine begrenzte Weile andauert und dann überwunden ist. Diese Behinderung bleibt. Jeder kann aber lernen, das Beste aus seinem Schicksal zu machen. Ich habe es versucht, und das hat mir die Welt geöffnet, wie ich es vor Jahren ersehnte. Die Glasglocke habe ich von meinem Kopf und meinem Leben weggehoben. Doch muß ich auf der Hut sein, damit nichts und niemand sie mir wieder überstülpt. Mein heutiges „Glück" hängt stets davon ab, wie unablässig ich täglich daran arbeite, ja, darum kämpfe. Es ist wie beim Schwimmen im Fluß gegen den Strom: Lasse ich nur ein wenig nach, falle ich zurück.

Dieses Schicksal habe ich angenommen. Es hat lange gedauert, doch heute frage ich nicht mehr: Warum nur? Und warum ich? Meine Frage lautet inzwischen: Warum *nicht* ich?

Ich lege die alten Tagebücher zurück in die unterste Schublade und trete ans Fenster. Wie ich sehe, löste der Morgen sein Versprechen ein und schenkte einen sonnigen Tag. Vor mir steht der Kaktus, den mir Papa und Mama damals zum Realschulabschluß schenkten. Ihm sind inzwischen viele lange, weiche Haare gewachsen.

Schon zwölf Uhr! Und im selben Moment leuchten die Lämpchen auf, die Franz in allen Räumen für mich mit der Haustürklingel verbunden hat. Eine große Hilfe, genauso wie unser Telefaxgerät, mein Lichtwecker, das Fernsehgerät und der Videorecorder, mit denen ich auch die Schrifttafeln für untertitelte Sendungen empfangen und aufzeichnen kann.

Ich öffne. „Fein, daß ihr pünktlich seid!" lobe ich die Zwillinge. Sie stürzen sich auf mich. Sara umarmt mein rechtes Bein, Rebekka das linke: „Hildes Mama hat uns dreimal die Geschichte von Swimmy vorgelesen. Schau mal, so sieht die gemalt aus!" Sie strecken mir ihre Bilder entgegen. „Schön, sehr schön! Die wollen wir sofort an die Pinnwand hängen!" sage ich und nehme die Heftzwecken zur Hand. Die Kinder ziehen mich in die Küche. „Was gibt es zu essen? Erbsensuppe? Milchreis? Hmmm, lecker, lecker..."

Den ersten Hunger stillen sie stumm. Dann erfahre ich von Hildes neuen Kleidchen für ihre Puppe, die sie zusammen mit der Mutter genäht hat. Die Zwillinge betteln, bis wir uns nach dem Spülen ebenfalls darangeben, aus Stoffresten für zwei Puppen Ponchos und Hosen zu arbeiten. Schließlich wird es Zeit, das Abendessen vorzubereiten.

Als Franz sich auf dem Fahrrad dem Haus nähert, haben die Kinder ihn gleich vom Fenster aus entdeckt, springen ihm entgegen und hängen sich an ihn. Ich sehe sie miteinander lachen, mitten auf unserem hellen Plattenweg. Ich schaue zu, und es fällt mir ein:

Unsere Lebenswege liegen im Dunkeln. Manchmal beunruhigt mich das. Dann wieder finde ich es befreiend. Warum soll ich mir Sorgen machen? Ich werde sehen, was kommt, und dann damit umgehen.

Neulich in der Kirche schrieb Franz mir eine der Fürbitten auf seinen Zettel, den ich in meinem neueren, aber kaum noch benutzten Tagebuch aufbewahre: „Herr, erleuchte die Augen meines Herzens, damit ich das Geheimnis des Lebens erkenne, zu dem du mich berufen hast!"

Darauf lasse ich mich ein. Und ich bin voller Erwartung.

Anschriften für Rat und Hilfe

Zentrale Anlaufstelle für Anfragen aller Art, auch hinsichtlich der vielfältigen Rehabilitationsangebote ist die Geschäftsstelle in Berlin.

Ansprechpartnerin:
Bundesgeschäftsführerin Edeltraud Cordes
DSB-Geschäftsstelle
Schiffbauerdamm 13 · 10117 Berlin
Telefon: 0 30 / 2 80 78 77 · Telefax 0 30 / 2 83 29 80

Bundesjugend im Deutschen Schwerhörigenbund e.V.
Ansprechpartnerin:
Birgit Weber, 1. Vorsitzende
Diergardtstraße 13, 45144 Essen
Telefon + Schreibtelefon: 02 01 / 73 11 07
Telefax 02 01 / 73 76 30

Deutsche Ertaubtengemeinschaft im DSB e.V.
Ansprechpartner:
Dieter Glembek, 1. Vorsitzender
Riedstraße 8, 71229 Leonberg
Telefon: 0 71 52 / 7 16 60 · Telefax: 0 71 51 / 7 51 73

Deutscher Schwerhörigen-Sport-Verband im DSB
Ansprechpartner:
Hans-Jürgen Meyer, 1. Vorsitzender
Heideblöck 1, 22115 Hamburg
Telefax: 0 40 / 7 15 04 49